よくわかる！
# 超音波検査
に必要な「基礎」

医用超音波工学入門

 著

田中直彦
芝浦工業大学教授

文光堂

# 序　文

　超音波診断装置には，非侵襲性，実時間性，小型・簡便という三つの長所がある．超音波診断はX線診断と異なり被曝の心配がなく，経過観察等のために繰り返し適用できるほど非常に侵襲性が低い．また，得られる画像は動画であり，拍動する心臓がリアルタイムに観察できる．装置はベッドサイドに持ち込める程度の大きさで，超音波プローブを体表に当てるだけで画像が観察でき，近年ではポケットに入る超小型の装置も登場した．このような特徴により超音波診断装置は臨床現場に広く普及し，必要不可欠なツールとなっている．

　超音波診断装置という用語を一般の人がみると，診断をしてくれる装置という誤った印象を抱くかもしれないが，診断を下すのはあくまで人間である．装置が行っているのは，生体内で反射して戻ってきた超音波（エコー）を検出し，これにさまざまな処理を施し画像化するという，ある種の信号変換あるいは可視化に過ぎない．したがって，装置の出力する画像をもとに適切な診断を行うには，超音波が生体の中でどのように振る舞い，検出されたエコーを装置がどのように画像化しているかを理解しておくことが重要である．このために，日本超音波医学会が実施する超音波検査士認定試験においても「医用超音波の基礎」の試験が課されている．ところが，医療関係者が医用超音波工学について学ぼうとするとき，教科書となりうる書は意外なほど少ない．これが本書を執筆する動機となった．

　本書は，超音波診断に必要な医用超音波工学の基礎を扱ったものである．読者は主として医療関係者であることを想定し，天下り的な論理展開をできるだけ避け，読み進むごとに理解が深まるような記述を心がけた．また，読者は高校レベルの数学と物理を理解しているものと想定して本書を記述した．工学的内容を扱う限り，数式の使用は避けられない．数式が嫌われるのは承知しているが，これは暗記するものではなく，理解を深めるための道具であると認識してほしい．本書で使用した数式は高校数学の範囲で導出できるものばかりである．物理に関しては，重要な事項を"NOTE"にまとめてある．もし，基礎的な知識がさらに必要であれば，高校物理参考書の「波動」の章を一読されることをお勧めする．

　超音波医学は医学系関係者と工学系関係者の密接な連携により発展してきた．本書が，医学系と工学系の間にあるハードルをいくらかでも下げ，日本の超音波医学の発展に貢献できれば幸いである．

平成28年4月

田中直彦

# 目次

## 1章 音の物理

1-1 音の発生と伝搬——2

1-2 音波のパラメータ——6

1-3 音　場——8

1-4 音響特性インピーダンス——13

1-5 音の反射と屈折および散乱——15

1-6 減衰・干渉・回折——19

1-7 ドプラ効果——21

## 2章 生体内の超音波

2-1 音速と音響特性インピーダンス——28

2-2 減　衰——31

2-3 干　渉——34

2-4 非線形現象——38

2-5 音響放射圧——41

## 3章 超音波プローブ

3-1 超音波プローブの基本的な構造と特性——44

3-2 電子走査——51

3-3 送信ビームフォーミング——53

3-4 受信ビームフォーミング——56

3-5 リニアアレイプローブの空間分解能——58

3-6 セクタ電子走査——61

3-7 サイドローブとグレーティングローブ——62

## 4章 パルスエコー法

4-1 パルスエコー法の原理——68

4-2 パルスエコー法における空間分解能——70

4-3 表示モード——73

4-4 走査方式——78

4-5 音響的フレームレート——80

4-6 STC——81

4-7 対数圧縮——83

4-8 スキャンコンバータ——86

## 5章 ドプラ法

5-1 連続波ドプラ法の原理——90

5-2 パルスドプラ法の原理——95

5-3 パルスドプラ法における限界——98

5-4 ドプラスペクトルの表示——102

5-5 スペクトル表示におけるエイリアシング——105

5-6 HPRF法——108

5-7 スペクトル表示のための信号処理——110

5-8 カラーフローマッピング（CFM）——112

5-9 CFMにおけるMTIフィルタの必要性——115

## 6章 安全性

**6-1** 超音波の生体作用──120

**6-2** 機械的作用と熱的作用の指標──124

**6-3** 安全性に関するガイドライン──126

**6-4** 電気的安全性──129

参考文献──134

索引──135

数式チェックリスト──巻末

---

**NOTE**

周波数とは？………5

ホイヘンスの原理………9

dBとは？………12

N, Paとは？………14

連続波・パルス波・バースト波………26

波形とスペクトル………33

線形と非線形………40

圧電効果・逆電圧効果………45

インパルス信号………50

パルスに関する用語………71

バースト波の性質………72

回転と正弦波………94

標本化定理………99

# 音の物理

## 1章

## 1-1 音の発生と伝搬

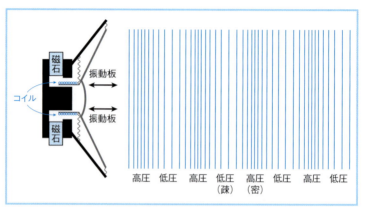

図1-1 ● ダイナミックスピーカによる音の発生

### 音は圧力変動の伝搬

　音とは何か，という問題を考えるために，音を発生させる装置の一つであるダイナミック型スピーカの構造を見てみよう．この型のスピーカは図1-1に示すように，磁石とコイル，振動板により構成されている．コイルは磁石で作られた磁場の中に置かれており，これに電流を流すと力が生じる．コイルは振動板と一体となっており，フレームから緩く支えられているので，コイルに働く力により振動板が前後（図では左右）に動く．振動板が前に動くと，振動板の前にあった空気は圧縮される．電流の向きを変えて振動板を後ろに動かすと，振動板の前の空気の圧力は低下する．こうしてできた空気の圧力変動は波として伝搬する．コイルに1 kHzの正弦波信号を加えると，振動板近傍の空気には毎秒1000回の圧力変動が与えられ，これが伝搬して耳に入ると1 kHzの音として知覚される．すなわち，音とは媒質の圧力変動が伝搬する疎密波である．

### 音速を決める体積弾性率と密度

　音波の伝搬は，図1-2に示すように，ばねとおもりでモデル化で

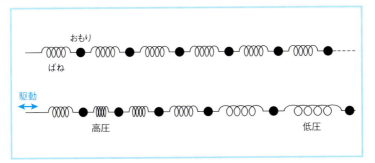

図1-2 ● ばねとおもりによる音波伝搬モデル

きる.ばねの左端を左右に動かすと,その振動は右側に伝搬する.ばねが縮んでいる状態は,その領域の媒質の圧力が高いことに対応している.このとき,ばねは硬いほど,またおもりは軽いほど,振動の伝搬速度は大きくなる.気体中や液体中を伝搬する音波の場合,ばねの硬さは伝搬媒質の体積弾性率に対応しており,おもりの重さは伝搬媒質の密度に対応している.

体積弾性率$K$は,媒質に加える圧力と媒質の体積変化量の関係を表す量であり,これは次式で表される.

$$K = \frac{\Delta P}{\frac{\Delta V}{V}} \tag{1.1}$$

ここで$\Delta P$は加えた圧力であり,$V$は体積,$\Delta V$は体積の減少量である.この式の意味は,図1-3に示すように,先端を閉じた注射器に媒質を詰め圧力を加える状況を想像すると考えやすい.例えば媒質が空気の場合は,手で圧力を加える程度で容易に体積が変化する.すなわち,小さな圧力変化で大きな体積変化が生じるので,体積弾性率は小さくなる.これに対し媒質が水の場合,手で圧力を加える程度では体積変化はほとんど生じず,体積弾性率の値は大きくなる.一般に体積弾性率は,気体では小さく,液体では大きく,固体ではさらに大きな値となる.

音波の伝搬速度(音速)とは,媒質の圧力変動の移動速度である.これは,圧力の特徴的な点(例えば最大値)の移動速度と考えてもい

図1-3 ● 体積弾性率の考え方

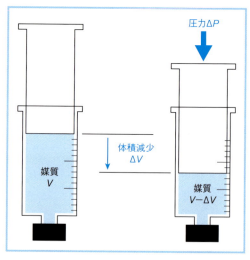

い．音速$c$は媒質の体積弾性率$K$と密度$\rho$で決まり，これは次式で表される．

$$c = \sqrt{\frac{K}{\rho}} \tag{1.2}$$

すなわち，体積弾性率が大きく密度の小さい媒質ほど音速は大きくなる．ここで空気中と水中の音速の違いについて考えてみよう．水の密度は空気の密度よりも大きく，水の体積弾性率は空気のそれよりも大きい．密度の違いだけを考えれば，（水中の音速）＜（空気中の音速）となるはずであるが，実際には水中の音速が約1500 m/sで空気中の音速は室温で約340 m/sであり，逆の関係となっている．したがって両者における音速の違いは，体積弾性率の違いが支配的に作用して生じていると考えられる．図1-2のおもりの運動速度は，音波伝搬媒質の微小領域の運動速度に対応しており，これを粒子速度と呼ぶ．音速と粒子速度の物理的意味は異なることに注意されたい．

## 縦波と横波

図1-2に示すモデルを伝搬する波のように，波の伝搬方向と媒質（おもり）の運動方向が同じである波を縦波という．気体中や液体中

音の物理 **1章**

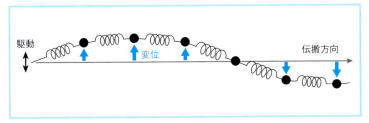

**図1-4 ● ばねとおもりによる横波伝搬モデル**

を伝搬する音は縦波である．これに対し，波の伝搬方向と媒質の運動方向が直交している波を横波という．横波をばねとおもりのモデルで表すと，**図1-4**のようになる．横波が伝搬するには，伝搬方向と直交する方向に媒質をずらしたときに，元に戻ろうとする復元力が必要である．気体や液体ではこうした復元力は発生しないので，横波は伝搬しない．固体中では横波はよく伝搬し，生体軟組織ではわずかに伝搬する．

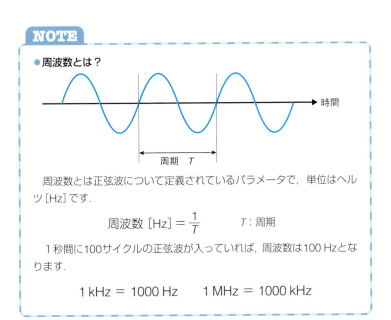

**NOTE**

● 周波数とは？

周波数とは正弦波について定義されているパラメータで，単位はヘルツ [Hz] です．

$$\text{周波数 [Hz]} = \frac{1}{T} \qquad T：周期$$

1秒間に100サイクルの正弦波が入っていれば，周波数は100 Hzとなります．

$$1\,\text{kHz} = 1000\,\text{Hz} \qquad 1\,\text{MHz} = 1000\,\text{kHz}$$

## 1-2 音波のパラメータ

### 音波の周期，周波数と音圧

音波の周期は，**図1-5**に示すように，スピーカの前に固定された圧力センサで検出できる．スピーカを正弦波で駆動すると，センサの位置での圧力も時間変化し，その波形は正弦波となる．このときの正弦波1サイクルの長さが周期$T$である．周期の次元は時間であり，単位は[s]である．周期の逆数$(1/T)$が周波数$f$であり，単位は[Hz]である．センサで検出される圧力は静圧$P_0$を中心に正負に変動する．この変動分が音圧$P$であり，単位は[Pa]である．

### 音波の波長

スピーカから音が発せられているとき，媒質の圧力変動が（図1-5では左から右へ）伝搬するが，このときに時間を止めたと仮定しよう．この状態で**図1-6**に示すように，圧力センサをスピーカのある位置から音波伝搬方向（右側）に動かしていくと，その時刻での圧力の空間分布が得られる．この圧力変動の1サイクルの長さが音波の波長$\lambda$である．波長の次元は長さであり，単位は[m]である．また，ある時刻において音圧が同位相となる面を波面という．実際には時間を止めることはできないので，波長$\lambda$は次式で求められる．

$$\lambda = \frac{c}{f} \tag{1.3}$$

ここで$c$は音速であり，$f$は周波数である．例えば，音速が1500 m/sで周波数が1.5 MHzのとき，音波は1秒間に1500 m伝搬し，その距離の中に1 500 000回の圧力変動が生じていることになるため，波長は1 mmとなる．

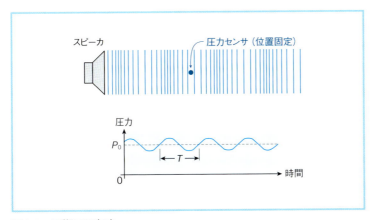

図1-5 ● 周期 $T$ の意味

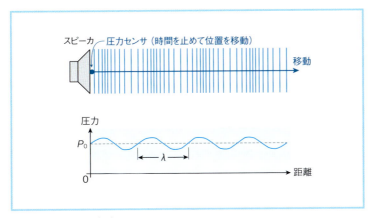

図1-6 ● 波長 $\lambda$ の意味

## 1-3 音　場

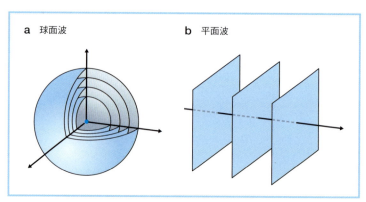

図1-7 ● 球面波と平面波のイメージ

### 球面波と平面波

　音波が伝搬する場を音場という．音波を用いた計測や映像化を考える場合，音場の音圧分布を理解しておくことは重要である．音場を理解する上で基礎となる考え方に，球面波と平面波がある．
　波長よりも十分に小さい音源（点音源）から音波が発生したとき，波面は音源を中心とする球面となり，音波は放射状に伝搬する．このような音波を球面波と呼ぶ．球面波の音圧は伝搬距離に反比例して小さくなり，音の強さは伝搬距離の2乗に反比例して小さくなる．池に石を投げ込んだときにできる水面の波は，球面波のイメージに近い．
　波面が伝搬方向に垂直な平面となる音波を平面波と呼ぶ．仮に大きさが無限大の平板を前後に動かすと平面波の音波が発生できる．また，どのような形状の音源であれ，音源から十分に離れた場所での音波は平面波として近似することができる．直線的な海岸に打ち寄せる波は平面波のイメージに近い．

音の物理 **1章**

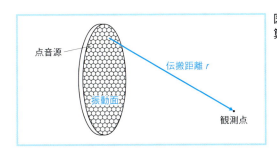

図1-8 ● 音圧分布計算の考え方

## 音圧分布計算の考え方

　超音波診断装置に用いられる振動子は，波長の数倍から数十倍程度の大きさであり，これから放射される音波は，球面波ではなく平面波とも見なせない．このような場合は，ホイヘンスの原理に基づき，図1-8に示すように，音源の振動面上に点音源がびっしりと敷き詰められていると考えて音圧分布を求める．点音源から発生した球面波は，距離$r$を伝搬し観測点に到達する．距離$r$が大きいほど波は拡散して音圧は小さくなり，伝搬時間も長くなる．振動面上に置いたすべての点音源について観測点における音圧を求め，これらをすべて加算（積分）することで，振動面から放射された音波の観測点における音圧が求められる．

### NOTE

● **ホイヘンスの原理**

　ある時刻の波面が$S_1$であったとき，少し時間がたった次の波面$S_2$は，$S_1$上に置いた点音源からの球面波を合成したものになります．

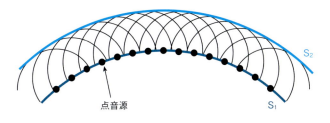

a 円盤振動子（直径20 mm，周波数1.5 MHz）の音圧分布

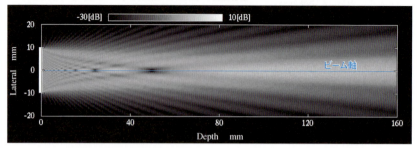

b ビーム軸上の音圧分布

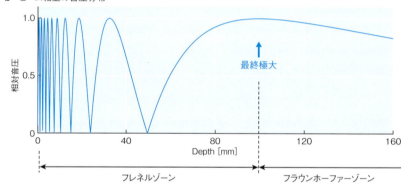

c Depth=80 mm におけるビーム軸直交方向の音圧分布

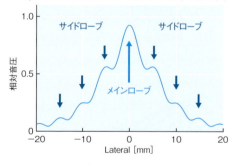

図1-9 ● 水中における円盤振動子の音場

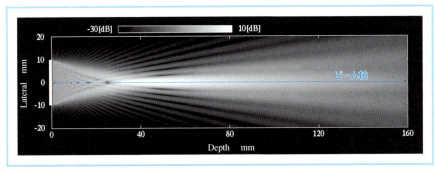

図1-10 ● 凹面振動子の音圧分布(曲率半径50 mm, 振動子半径20 mm, 周波数1.5 MHz)

### 円盤振動子の音圧分布

　水中に置かれた円盤振動子の音圧分布を数値計算により求めた例を**図1-9**に示す．振動子の直径は20 mmで，周波数1.5 MHzの連続正弦波で駆動するものとした．図1-9aは音圧分布であり，最大音圧を0 dBとした正規化音圧をグレースケールで表示している．振動子近傍の音圧は複雑に変化しており，音圧がゼロになっている場所もある．図1-9bはビーム軸上の正規化した音圧分布である．この結果を見ても，音圧がゼロになっている場所が確認できる．この場所では，振動子から放射された音波が，伝搬距離の違いにより時間的にずれて加算され，それらがちょうど打ち消し合って音圧がゼロになっている．振動子近傍の音圧が複雑に変化する領域をフレネルゾーン，あるいは近距離音場と呼ぶ．音圧の最終極大以遠では音圧は漸減する．この領域をフラウンホーファーゾーン，あるいは遠距離音場と呼ぶ．最終極大の位置は，振動子半径が大きく波長が短いほど遠方になる．図1-9cは，深さ80 mmにおけるビーム軸と直交する方向の音圧分布である．中央の極大をメインローブと呼び，両脇に現れる小さな極大をサイドローブと呼ぶ．サイドローブは方位分解能を劣化させる要因の一つである．

### 凹面振動子の音圧分布

　振動子の音響放射面を凹面にすると，その曲率半径で決まる位置に音波が集束する．**図1-10**は，曲率半径50 mmの凹面振動子の音圧

分布の計算例であり，振動子直径は 20 mm，周波数は 1.5 MHz である．この場合のグレースケールの設定は，図1-9の場合と同じである．音圧が最大となるのは，曲率半径で決まる幾何学的焦点よりも振動子側に少しずれた位置となる．焦点以遠での音波の広がりは，同じ直径の円盤振動子の場合よりも大きくなる．音波の集束は音響レンズやアレイ振動子を用いても実現できる．アレイ振動子の場合は，焦点の位置が電気的に制御できる特徴がある．

---

## NOTE

### ● dBとは？

dBは，基準となる量に対する比を対数で表すものです．

**[電圧・音圧の場合]**

$$dB値 = 20 \log_{10} \frac{（表す量）}{（基準量）}$$

例えば増幅器の利得を表す場合は，入力電圧を基準量，出力電圧を表す量とします．

- 40 dB：電圧100倍
- 20 dB：電圧10倍
- 6 dB：電圧2倍
- 0 dB：電圧1倍 　　　　　　減衰が 20 dB というときは電圧が
- −20 dB：電圧1/10 倍 　　　1/10になることを意味します．

**[電力・音の強さ（エネルギー）の場合]**

$$dB値 = 10 \log_{10} \frac{（表す量）}{（基準量）}$$

- 20 dB：電力100倍 　　　　電圧が10倍になれば電力は100倍に
- 10 dB：電力10倍 　　　　　なります．電圧の比で考えても，電
- 3 dB：電力2倍 　　　　　　力の比で考えても，同じ20 dBとな
- 0 dB：電圧1倍 　　　　　　ります．

音の物理 **1章**

## 1-4 音響特性インピーダンス

表1-1 ● 媒質の音響定数

| 媒 質 | 密 度 | 伝搬速度<br>(縦波 $V_l$) | 音響特性インピーダンス<br>(縦波 $Z_l$) | 備 考 |
|---|---|---|---|---|
| | kg/m$^3$ | m/s | Ns/m$^3$ | |
| 空気(乾燥) | 1.2929 | 331.45 | 428.6 | 1℃, 1気圧 |
| | 10$^3$kg/m$^3$ | m/s | 10$^6$Ns/m$^3$ | |
| 水(蒸留) | 1 | 1 497 | 1.5 | 25℃ |
| 水銀 | 13.6 | 1 452 | 19.8 | 20℃ |
| | 10$^3$kg/m$^3$ | m/s | 10$^6$Ns/m$^3$ | |
| ガラス(窓ガラス) | 2.42 | 5 440 | 13.2 | |
| パイレックスガラス(702) | 2.32 | 5 640 | 13.1 | |
| ゴム(天然) | 0.97 | 1 500 | 1.5 | 1MHz |
| 氷 | 0.917 | 3 980 | 3.65 | |
| 大理石 | 2.65 | 6 100 | 16.2 | |
| 銀 | 10.49 | 3 650 | 38 | |
| 鉄 | 7.86 | 5 950 | 46.4 | |
| 銅 | 8.96 | 5 010 | 44.6 | |
| アルミニウム | 2.69 | 6 420 | 17.3 | |
| 鉛 | 11.34 | 1 960 | 22.4 | |
| ポリエチレン(軟質) | 0.9 | 1 950 | 1.75 | |
| ポリスチレン | 1.056 | 2 350 | 2.48 | |
| 溶融石英 | 2.2 | 5 968 | 13.1 | |

(超音波便覧編集委員会編：超音波便覧, 丸善, 東京, p23, 1999より引用, 一部改変)

音響特性インピーダンス(あるいは固有音響インピーダンス)とは，平面波が伝搬する場合において音圧を粒子速度で除したものであり，その単位は[Pa·s/m]あるいは[N·s/m$^3$]である．音響特性インピーダンス$Z$は次式で求められる．

$$Z = \rho c \tag{1.4}$$

ここで$\rho$は伝搬媒質の密度，$c$は音速である．この式が示すように，音響特性インピーダンスは伝搬媒質固有の値となり，周波数に依存しない．さまざまな媒質の密度，伝搬速度，および音響特性インピーダンスの値を表1-1に示しておく．

## NOTE

● N, Paとは？

Nは力の単位で、ニュートンと読みます。
1 Nは1 kgの物体に1 m/s$^2$の加速度を生じさせる力です。
また、1 kgの物体にかかる重力(下に落ちようとする力)は約9.8 Nです。

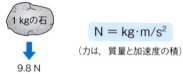

$$N = kg \cdot m/s^2$$

(力は、質量と加速度の積)

Paは圧力の単位で、パスカルと読みます。
1 Paは1平方メートルの面積につき1 Nの力が加わる圧力です。

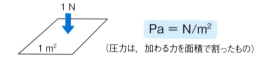

$$Pa = N/m^2$$

(圧力は、加わる力を面積で割ったもの)

## 1-5 音の反射と屈折および散乱

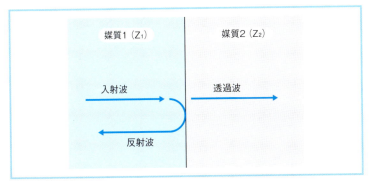

図1-11 ● 媒質境界に音波が垂直入射する場合の反射波と透過波

### 垂直入射する音波の透過と反射

音波は音響特性インピーダンスの異なる二つの媒質の境界で反射する.まず**図1-11**に示すように,平面波音波が二つの媒質の平面境界に垂直に入射する場合を考えよう.ここで媒質1における入射波の音圧を$P_i$,反射波の音圧を$P_r$とし,媒質2における透過波の音圧を$P_t$とすると,媒質境界において音圧は連続であるから次式の関係が成り立つ.

$$P_i + P_r = P_t \qquad (1.5)$$

粒子速度についても同様に,媒質1における入射波の粒子速度を$v_i$,反射波の粒子速度を$v_r$,媒質2における透過波の粒子速度を$v_t$とすると,境界における連続の条件は,

$$v_i + v_r = v_t \qquad (1.6)$$

となる.音圧と粒子速度は媒質の音響特性インピーダンスで結び付けられる.媒質1の音響特性インピーダンスを$Z_1$,媒質2の音響特性インピーダンスを$Z_2$とすると,入射波,反射波,透過波について次の関係が成り立つ.

表1-2 ● 音波の反射係数と透過係数

| | 音 圧 | 粒子速度 | 音の強さ |
|---|---|---|---|
| 反射係数 | $R_P = \dfrac{Z_2 - Z_1}{Z_2 + Z_1}$ | $R_v = \dfrac{Z_1 - Z_2}{Z_1 + Z_2}$ | $R_I = \left(\dfrac{Z_2 - Z_1}{Z_2 + Z_1}\right)^2$ |
| 透過係数 | $T_P = \dfrac{2Z_2}{Z_2 + Z_1}$ | $T_v = \dfrac{2Z_1}{Z_1 + Z_2}$ | $T_I = \dfrac{4Z_1 Z_2}{(Z_1 + Z_2)^2}$ |

$$P_\mathrm{i} = Z_1 \cdot v_\mathrm{i} \tag{1.7}$$

$$P_\mathrm{r} = -Z_1 \cdot v_\mathrm{r} \tag{1.8}$$

$$P_\mathrm{t} = Z_2 \cdot v_\mathrm{t} \tag{1.9}$$

ここで式1.8の右辺の負号は，反射波の伝搬方向が入射波や透過波とは逆であるために付いている．これらの関係を連立させて解くと，音圧反射係数$R_P$と音圧透過係数$T_P$が得られる．これらは次式で表される．

$$R_P = \frac{P_\mathrm{r}}{P_\mathrm{i}} = \frac{Z_2 - Z_1}{Z_2 + Z_1} \tag{1.10}$$

$$T_P = \frac{P_\mathrm{t}}{P_\mathrm{i}} = \frac{2Z_2}{Z_2 + Z_1} \tag{1.11}$$

これら二つの係数には以下の関係がある．

$$T_P = R_P + 1 \tag{1.12}$$

音圧反射係数$R_P$は$Z_2 < Z_1$の場合に負の値となるが，これは反射波の極性が反転する（逆相になる）ことを意味する．

　同様にして，粒子速度および音の強さについても反射係数と透過係数が求められる．音の強さとは音圧と粒子速度の積であり，音のエネルギーに相当する量である．これらを**表1-2**にまとめておく．音の強さに関しては$R_I + T_I = 1$の関係が成り立つ．すなわち，入射した音波のエネルギーは，反射波のエネルギーと透過波のエネルギーに分配される．

　ここで空気から水に音波が入射する場合について考えてみよう．表1-1に示した音響特性インピーダンスの値を用いて求めた反射係

表1-3 ● 音波が空気から水に入射するときの反射係数と透過係数

|   | 音　圧 | 粒子速度 | 音の強さ |
|---|---|---|---|
| 反射係数 | $R_P = 0.9994$ | $R_v = -0.9994$ | $R_I = 0.9988$ |
| 透過係数 | $T_P = 1.9994$ | $T_v = 0.0005713$ | $T_I = 0.00114$ |

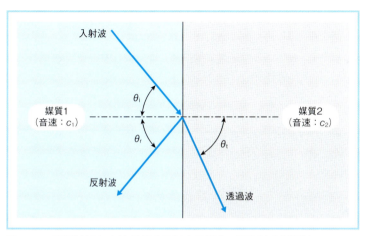

図1-12 ● 媒質境界に音波が斜め入射する場合の反射波と透過波

数と透過係数の値を**表1-3**に示す．まず音圧について見てみると，反射波の音圧は入射波とほぼ同等であり，透過波の音圧は入射波のほぼ2倍になっている．ただし，透過波の粒子速度は極めて小さな値になるため，これらの積である音の強さで考えると，水中に透過する音のエネルギーは入射波の0.1％程度であり，ほとんどは水面で反射することがわかる．例えば遊園地のプールサイドは喧騒に満ちているが，水中に潜ってしまえば水の外の音は聞こえない．このように，空中の音波は水中へはほとんど透過しない．

### 斜め入射する音波の透過と反射

音波が媒質境界に斜めに入射する場合には，**図1-12**に示すように，入射波の入射角$\theta_i$と反射波の反射角$\theta_r$は等しくなる．また媒質の音速が異なる場合には透過波は屈折し，入射角$\theta_i$と屈折角$\theta_t$の関係はスネルの法則に従い，

$$\theta_i = \theta_r \tag{1.13}$$

$$\frac{\sin\theta_i}{c_1} = \frac{\sin\theta_t}{c_2} \tag{1.14}$$

と表される．図1-12は$c_1 < c_2$の場合を示しており，さらに入射角を大きくしていくと屈折角$\theta_t$が90°になる．このときの入射角を臨界角と呼び，臨界角以上の入射角では音波は媒質2に透過せず，すべてが反射波となる．この状況を全反射と呼ぶ．音速の関係が$c_1 > c_2$の場合には全反射は生じない．

## 音波の散乱

平面波音波が波長に対して十分に大きな平面境界に入射する場合は，反射波や透過波も平面波であり，それらの伝搬方向の関係は明解である．しかし，境界に凸凹があり，その大きさが波長に対して無視できない場合には，音波は四方八方に散乱する．また，反射体の大きさが波長と同程度の場合にも音波は散乱する．このときの散乱する音波の強度は方向により異なり，散乱波の音場も散乱体の形や材質により変化する．散乱体が球のような単純な形状の場合には，例外的に散乱波の解析解が得られる．また，反射体の大きさが波長よりも十分に小さい場合に起きる散乱をレイリー散乱と呼んでいる．太陽光が大気分子で散乱することで空が青く見えるが，これはレイリー散乱の一例である．

音波伝搬方向とは逆の方向（音源側）に散乱する音波を後方散乱波と呼ぶ．超音波診断装置では，生体内で生じた後方散乱波を検出してBモード画像を生成している．

音の物理 **1章**

## 1-6 減衰・干渉・回折

### 減衰の三つの要因

音波の強さは伝搬とともに小さくなる．これを減衰と呼ぶ．減衰は，それが生じる要因により以下の三つに分類できる．

- **拡散減衰**…音波が伝搬とともに広がることにより生じる減衰．伝搬媒質によるエネルギーの損失が全くない場合（吸収減衰がない場合）でも生じる．例えば球面波では，音の強さは音源からの距離の2乗に反比例して小さくなる．また，図1-9に示した円盤振動子の場合でも，振動子から離れるほど音波は拡散し減衰する．
- **吸収減衰**…音波のエネルギーが伝搬媒質により熱に変換されるために生じる減衰．媒質により吸収減衰の程度が決まる．音波が平面波の場合，一定距離ほど進むごとに一定割合の減衰が生じる．したがって，吸収減衰をdBで表した場合には，その値は伝搬距離に比例する．
- **散乱減衰**…伝搬経路にある微小な散乱体や伝搬媒質の不均質性により音波が散乱し，これにより音波のエネルギーが失われて生じる減衰．

減衰量は，例えば送信音波と受信音波の強さを測定することにより求められるが，その値は物理的意味の異なるこれら三つの減衰が合わさった結果であり，それぞれの要因ごとの減衰量を求めることは一般には困難である．

### 音波の干渉と回折

干渉は複数の音波が重なり合った場合に生じる．**図1-13**は二つのパルス音波が重なり合った場合の干渉の様子を示している．二つの音波の山と山が重なり合ったときは強め合い（図1-13a），山と谷が重なり合ったときは弱め合う（図1-13b）．このように，複数の音波の位置関係や時間関係がわずかに違うだけで，合成波の振幅は大きく変動する．超音波診断装置に用いられるビームフォーミングの技術は干渉を利用したものであり，またBモード画像に現れるスペックルパターンは散乱波の干渉のために生じている．

19

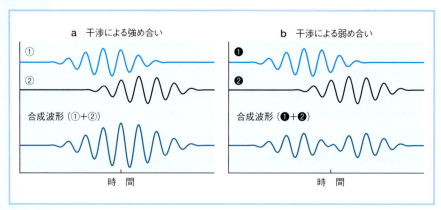

図1-13● 二つのパルス音波の重なり合い

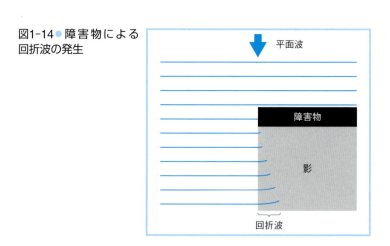

図1-14● 障害物による回折波の発生

　回折は，音波が障害物に入射したとき，障害物の幾何学的影となる部分にも音波が回り込んで到達する現象である．図1-14は平面波に生じる回折の一例を示している．ビル影でも地上デジタルテレビ放送が受信できる場合があるが，これは回折波が生じているためである．この現象は波長が大きいほど顕著に現れる．

音の物理 **1**章

## 1-7 ドプラ効果

音源や観測者（受信器）が動いていると，ドプラ効果により観測される音波の周波数が変化する．例えば，走行中の救急車のサイレンの音の高さが変化して聞こえるのは，ドプラ効果によるものである．ここでは簡単のために，観測者が動く場合の現象と音源が動く場合の現象を分けて考える．

### 観測者が動く場合のドプラ効果

まず**図1-15**に示すように，周波数$f$（周期$T = 1/f$）の球面波音源が静止しており，観測者が音源に向かって速度$v_o$で接近している場合について考えよう．このときの波面は同心円状となり，円と円の間隔が波長$\lambda$となり，円は音速$c$で外側に広がっている．観測者が音源に向かって動いているとすると，観測者は波面を「先取り」していることになるので，観測者の検出する音波の周期$T_{om}$は，

$$T_{om} = \frac{\lambda}{c + v_o} \tag{1.15}$$

となり，実際の周期$T(= \lambda / c)$よりも小さくなる．したがって，観測者の検出する音波の周波数$f_{om}$は，

$$f_{om} = \frac{1}{T_{om}} = \frac{c + v_o}{\lambda} = \frac{c + v_o}{c} \cdot f \tag{1.16}$$

となり，音源の周波数よりも高くなる．

### 音源が動く場合のドプラ効果

次に**図1-16**示すように，観測者が静止しており，音源が観測者に向かって速度$v_s$で接近している場合を考えよう．このときの波面は音源が動くため同心円状にはならず，移動方向側の円と円の間隔（波長）が詰まった形となる．観測者の場所における波長$\lambda_{sm}$は，音源が静止している場合よりも$v_s \cdot T$ほど小さくなるので，

$$\lambda_{sm} = c \cdot T - v_s \cdot T = \frac{c - v_s}{f} \tag{1.17}$$

となる．したがって，観測者の検出する音波の周波数$f_{sm}$は，

図1-15 ● 静止した球面波音源の波面

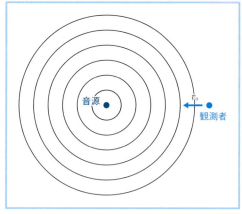

図1-16 ● 移動する球面波音源の波面

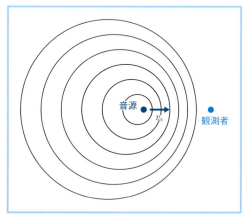

$$f_{\mathrm{sm}} = \frac{c}{\lambda_{\mathrm{sm}}} = \frac{c}{c - v_{\mathrm{s}}} \cdot f \tag{1.18}$$

となり，音源の周波数より高くなる．

　ここまでは，音源と観測者が同一直線上を移動する場合について考えてきた．これに対し，**図1-17**に示すように音源の移動経路が観測者から離れている場合は，伝搬距離$r$の変化量に対してドプラ効果が生じる．ドプラ効果を生じるこの速度成分をドプラ速度と呼ぶ．図1-17の場合のドプラ速度$v_{\mathrm{d}}$は，

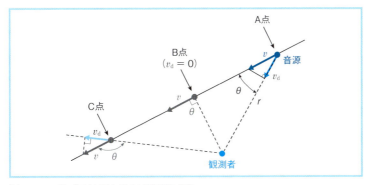

図1-17 ● ドプラ効果を生じる速度成分

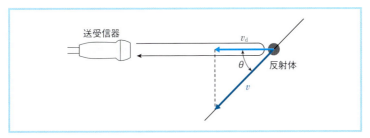

図1-18 ● 反射波に生じるドプラ効果

$$v_d = \frac{dr}{dt} = v \cdot \cos\theta \qquad (1.19)$$

と表され，A点では正の値で，B点でゼロとなり，C点では負の値となる．したがって観測者が検出する音波の周波数も，A点では音源周波数より高く，B点では音源周波数と等しく，C点では音源周波数より低くなる．

### 反射波に生じるドプラ効果

　超音波ドプラ診断装置では，図1-18に示すように送信器と受信器が同じ場所にあり，反射体からの反射波のドプラ効果を検出している．この場合もドプラ効果を生じるのは，反射体の速度$v$そのものではなく，伝搬距離を変化させる速度成分$v_d$であり，図1-18の場合には次式で表される．

$$v_\mathrm{d} = v \cdot \cos\theta \tag{1.20}$$

ここで $\theta$ は反射体の移動方向と音波伝搬方向のなす角である．音波が反射体に入射したときは反射体を観測者と考えて，式1.16により周波数を求める．その直後，検出した音波を受信器に投げ返す．このときは音源が動いている場合に相当するので，受信される周波数は式1.18から求められる．送信周波数を $f_0$ とすれば，受信周波数 $f_\mathrm{R}$ は次式で表される．

$$f_\mathrm{R} = \frac{c + v_\mathrm{d}}{c - v_\mathrm{d}} \cdot f_0 \tag{1.21}$$

反射体の速度は，ドプラ効果で生じた送信波と受信波の周波数差 $f_\mathrm{d}$ から求められる．この $f_\mathrm{d}$ をドプラ偏移周波数と呼び，次式で表される．

$$\begin{aligned}
f_\mathrm{d} &= f_\mathrm{R} - f_0 \\
&= \left(\frac{c + v_\mathrm{d}}{c - v_\mathrm{d}} - 1\right) \cdot f_0 \\
&= \frac{2v_\mathrm{d}}{c - v_\mathrm{d}} \cdot f_0
\end{aligned} \tag{1.22}$$

ここで $c \gg v_\mathrm{d}$ と見なせる場合は，ドプラ偏移周波数 $f_\mathrm{d}$ は次式で近似できる．

$$f_\mathrm{d} = \frac{2v_\mathrm{d}}{c} \cdot f_0 \tag{1.23}$$

また，ドプラ速度 $v_\mathrm{d}$ を反射体速度 $v$ で書き換えると，

$$f_\mathrm{d} = \frac{2v \cdot \cos\theta}{c} \cdot f_0 \tag{1.24}$$

となる．

### パルス波に生じるドプラ効果

　ここまでは，連続波に対するドプラ効果について説明してきた．これに対し，血流観測などに用いられるドプラ診断装置では，連続波ではなくパルス波が送受信される．そこで次に，パルス波を送受信する場合に生じるドプラ効果について考えてみよう．

　まず図1-19に示すような，信号長が1秒で周波数1 kHzのバース

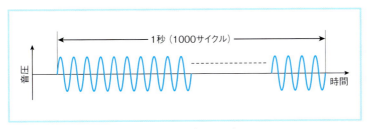

図1-19 ● 信号長1秒, 周波数1 kHzのバースト波

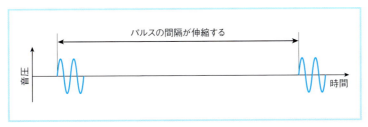

図1-20 ● パルス波に生じるドプラ効果

ト波を送受信する場合を考える．送信器と受信器が互いに離れる方向に移動すると，ドプラ効果により受信周波数は1 kHzよりも低くなり，その周期は1 kHzの場合より長くなる．一方，バースト波の波数（1000波）は変化しないので，信号長が長くなることになる．すなわちドプラ効果とは，一般には観測される周波数が変化する現象と説明されるが，時間軸上で生じる信号の伸縮と解釈することもできる．

次に，図1-19のバースト波の中央部分の信号を除去し，先頭と末尾の部分のみ残した**図1-20**に示すパルス波を考えよう．この場合も送信器と受信器が互いに離れる方向に移動すると，それぞれのパルス波自体が伸長するとともにパルスの間隔も長くなる．短いパルス波に生じたわずかな変化を検出することは困難であるが，パルスの間隔の微小変化を検出するのは比較的容易である．例えば，パルスドプラ法で中心周波数1.5 MHzのパルスを送信し，水中にあるドプラ速度0.75 m/sの反射体からのエコーを受信した場合，ドプラ偏

移周波数は1.5 kHzであり，これはパルス中心周波数の0.1％である．数サイクルのパルス波から0.1％の周波数変化を検出するのは困難である．ここで複数回のパルス送信を行い，その繰返し周期を200 μsとすれば，繰返し周期の0.1％の変化は0.2 μsであり，1.5 MHzの正弦波1周期の約30％に相当する．この程度の時間変化であれば，信号の位相変化より検出できる．超音波ドプラ診断装置では，受信信号の位相変化から反射体の速度を求めている．

> **NOTE**
>
> ● **連続波・パルス波・バースト波**
> 連続波とは，無限に続く正弦波のことです．
>
>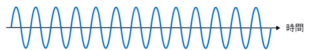
>
> パルス波とは，ある時間のみ信号が「ON」で，その前後ではゼロである信号のことです．
>
>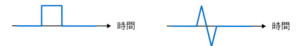
>
> 正弦波を切り出して作ったパルス波を，特にバースト波と呼びます．
>
>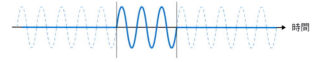

# 生体内の超音波 2章

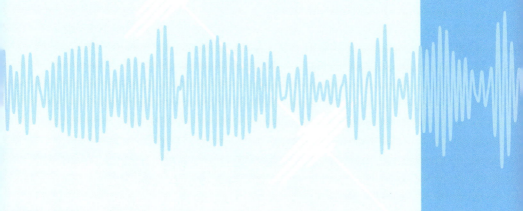

## 2-1 音速と音響特性インピーダンス

### 生体内での超音波の振る舞い

　生体組織内では主に縦波の超音波が伝搬する．超音波診断装置では，生体組織の縦波音速を一定と見なして像を生成している．しかし，生体組織は不均一であり，その音速や音響特性インピーダンスも一定ではなく，その結果としてエコーが得られ，Bモード像などが生成できている．生体軟組織の平均音速はおよそ1530 m/sであり，超音波診断装置の設定音速もこの値（あるいは1540 m/s）となっている．臓器による平均音速の違いは，軟組織全体の平均音速に対して数％程度である．音速が特に小さいのは脂肪で，その値はおよそ1420 m/sである．また，多くの生体組織の密度が水よりも大きいのに対し，脂肪の密度は水よりも小さく，920 kg/m³程度である．したがって，脂肪の音響特性インピーダンスは$1.3 \times 10^6$ N·s/m³となる．一方平均的な生体軟組織の音速を1530 m/s，密度を1050 kg/m³とすると，その音響特性インピーダンスは$1.6 \times 10^6$ N·s/m³となり，これが脂肪と接していたときの境界での音の強さ（エネルギー）に関する反射係数は1％程度となる．すなわち音響的にやや特異な性質を持つ脂肪ですら，反射波のエネルギーは入射波の1％程度であり，臓器の境界や臓器内部からの反射波のエネルギーはこれよりもずっと小さくなる．したがって生体に超音波を入射したとき，臓器の境界等で反射は生じるが，そのエネルギーはわずかであり，残りのほとんどの超音波はさらに深部へと減衰しながら伝搬し，いたる所で少しずつ反射が生じ，最終的には消滅する．こうして1回のパルス送信で，ビーム軸上の情報が得られる．

　骨やガスが伝搬経路上に存在するときは状況が異なる．骨の音速は2600〜4000 m/sで，密度も生体軟組織より大きい．このため，骨の音響特性インピーダンスは生体軟組織の4倍程度となる．一方，気体の音速は生体軟組織よりも小さく，その密度は桁外れに小さい．これらと生体軟組織の境界では，入射した超音波のほとんどが反射され，それより先のエコー検出は困難となる．

生体内の超音波 **2章**

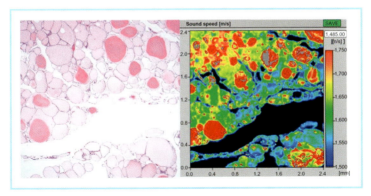

**図2-1** 超音波顕微鏡による甲状腺組織の観察例
左：光学顕微鏡像（HE染色）．右：80 MHz超音波による音速像．
（医用超音波顕微鏡AMS-50SIカタログ（本多電子株式会社）より抜粋）

## 組織性状診断の試み

　超音波診断装置では，臓器の形や大きさといった解剖学的情報が得られる．したがって腫瘍などの診断を，超音波画像をもとに行おうとしても，それは経験に基づく定性的なものとなる．そこで，音速をはじめとする生体組織の音響特性を定量的に測定し，生体組織に病変が生じた場合の組織構造や成分の変化と結びつけようとする組織性状診断（tissue characterization）が研究されてきた．この初期の段階では，さまざまな臓器について音速や減衰等が測定されたが，報告された値は文献により必ずしも一致せず，病変との関連づけも難しい状況であった．

　臓器ごとの音響特性の違いは小さく，病変が生じたときの音響特性の変化もわずかである．また，生体組織は不均一であり，その構造はプローブ等を機械的に接触させるだけでも変化する．こうした生体組織の性質について十分に配慮し，高精度な測定を実現することが組織性状診断のための必要条件となる．また，生体組織は不均一であるから，その平均値を議論するのではなく，組織構造に応じた空間分解能で音響特性の測定を行うことも重要と考えられる．

　近年，こうした要求に応えられる超音波顕微鏡が開発され，これを利用した組織性状診断の研究が進みつつある．**図2-1**は超音波顕

29

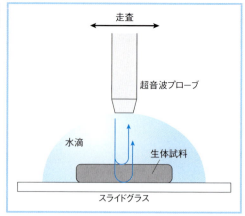

図2-2 ● 超音波顕微鏡における音速測定の概要

微鏡により得られた甲状腺組織の音速分布像である．このとき測定する生体組織は約10 μm程度の厚さにスライスされ，図2-2に示すようにスライドグラス上に置かれている．超音波プローブからは中心周波数80 MHzの超音波パルスが送信され，組織表面と背面からのエコーを検出し，これらを解析することで生体組織の厚みと音速を非接触で求めている．また，超音波プローブを二次元で機械走査することで音速分布を生成している．図2-1より，組織の音速は場所により異なり，組織の性状の違いを反映していることが示唆される．

現在，装置のさらなる高分解能化と，さまざまな組織の基礎データの蓄積が進みつつある．将来，こうした測定が*in vivo*で可能となり診断に用いられることが期待されるが，そのハードルは今なお高い．

生体内の超音波 **2章**

## 2-2 減 衰

### 周波数に依存する減衰の表し方

生体組織に音波が入射すると，その振幅は伝搬とともに減衰する．1章で述べたように，音波の減衰には三つの要因（拡散減衰，吸収減衰，散乱減衰）があり，それぞれ異なる物理現象である．

生体組織を特徴づける減衰は，吸収減衰と散乱減衰である．拡散減衰は超音波の広がり方により決まるので，これら二つの減衰要因を考えればよい．このとき，音波の振幅 $u$ は一定の距離を伝搬するごとに一定の割合で減少することとなり，伝搬距離を $x$ とすると，

$$u = u_0 \cdot 10^{-\frac{ax}{20}} \tag{2.1}$$

と表される．ここで，$u_0$ は $x = 0$ における振幅である．また，$a$ は振幅が減少する程度を表しており，その単位は [dB/cm] が用いられる．

減衰の程度は周波数により異なり，これを周波数依存減衰（frequency dependent attenuation）と呼んでいる．一般的な超音波診断装置に用いられる周波数範囲では，生体組織内で $a$ は周波数にほぼ比例することが知られている．そこで $a$ を周波数 $f$ を用いて，

$$a = a_0 \cdot f \tag{2.2}$$

と表し，この $a_0$ を減衰係数と呼んでいる．減衰係数の単位は [dB/cm・MHz] であり，1 cm あたり，また 1 MHz あたりの減衰量を表している．例えば，減衰係数が 0.8 dB/cm・MHz の媒質を周波数 2.5 MHz の超音波が 10 cm ほど伝搬したときの減衰量は，

$$0.8 \, \text{dB/cm} \cdot \text{MHz} \times 10 \, \text{cm} \times 2.5 \, \text{MHz} = 20 \, \text{dB} \tag{2.3}$$

となり，これを式2.1に代入するとその振幅は1/10になる．このように，周波数が高くなるほど，また伝搬距離が大きくなるほど，生体組織内での減衰量は大きくなる．

### 周波数依存減衰による波形とスペクトルの変化

周波数依存減衰のある媒質中をパルス超音波が伝搬すると，その

31

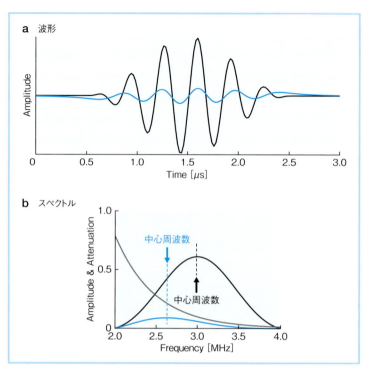

図2-3 ● 周波数依存減衰が生じたパルス波の波形とスペクトル

スペクトルの形状が変化する．図2-3は周波数依存減衰が生じたパルス波の波形とスペクトルの計算例である．図2-3aの黒線は中心周波数3 MHzのパルス波の波形であり，そのスペクトルは図2-3bに黒線で示した形状となる．ここで図2-3bに灰色の線で示した周波数依存減衰が生じると，周波数の大きな成分ほど振幅が小さくなるので，減衰後のスペクトルは青線で示した形状となり，その中心周波数は3 MHzよりも小さくなる．この青線のスペクトルから合成した信号は図2-3aに青線で示した波形となり，元の信号（黒）よりも周期が長くなる．これと同様の現象が生体内でも生じており，深部からのエコーほどその中心周波数は低周波数側にシフトする．

この中心周波数のシフトは，送信パルスがもともと持っていた低い周波数の信号成分が相対的に強調されるために生じる現象であ

り，低い周波数の成分が新たに発生しているわけではない．したがって，連続波超音波が周波数依存減衰のある媒質を伝搬する場合には，周波数のシフトは生じない．なぜなら，連続波超音波は単一の周波数成分しか持たないからである．

> **NOTE**
>
> ● 波形とスペクトル
>
> 周波数は正弦波に対して定義されています．それでは，正弦波ではない信号の周波数は，どう表すのでしょうか？
>
>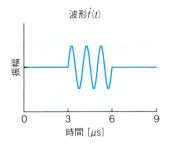
>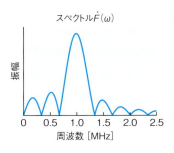
>
> どのような波形の信号であっても，それはさまざまな周波数の正弦波の和で表すことができます．ある信号 $\dot{f}(t)$ が与えられたとき，どのくらいの周波数の正弦波がどの程度の大きさで含まれているかを表すのがスペクトル $\dot{F}(\omega)$ です．$\dot{F}(\omega)$ は，次式で示されるフーリエ変換により $\dot{f}(t)$ から求められます．
>
> $$\dot{F}(\omega) = \int_{-\infty}^{\infty} \dot{f}(t) e^{-j\omega t} dt$$

## 2-3 干 渉

### 生体組織内での干渉

　超音波を散乱させる物体が超音波の空間的パルス長よりも長い間隔で配置されているときは，**図2-4**に示すように，個々の散乱体に対応したエコーが受信信号として得られる．これに対し，生体組織は不均一であるため，生体組織に入射した超音波はいたるところで散乱する．この状況をモデル化したのが**図2-5**であり，超音波ビーム内に多数の散乱体を配置して受信波形を計算している．波形の計算では，散乱体を配置する領域内の入射超音波を平面波と見なし，減衰は無視している．超音波散乱体が密に存在し，その間隔が超音波の空間的パルス長よりも小さくなると，図2-5に示すように，個々の散乱体からのエコーは重なり合い干渉する．このとき，エコーの総和である受信信号の振幅は，干渉の形態により大きく変動する．すなわち，複数のエコー波形の山と山がたまたま重なり合ったときは振幅が大きくなり，エコー波形の山と谷が重なり合ったときは互いに打ち消し合い振幅は小さくなる．図2-5においても，局所的に散乱体が疎の領域で受信信号の振幅は必ずしも小さくなく，また散乱体が密な領域で受信信号の振幅は必ずしも大きくない．このように，多数の散乱体からのエコーがいたるところで干渉している状況では，受信信号の振幅と散乱体密度は対応しない．

### スペックルパターン

　Bモード像においては，干渉により生じた振幅変動は画像上ではまだら模様として現れ，これをスペックルパターンと呼んでいる．このまだら模様は組織構造には対応していない．**図2-6**は中心周波数2MHzのプローブを用いて作成したスポンジのBモード像であり，スポンジの領域全体にスペックルパターンが現れている．この際に使用したスポンジの目は，Bモード像に現れたまだらの大きさよりもはるかに小さい．

　多数の散乱体が完全にランダムに配置されているとき，受信信号の振幅と散乱体分布は無相関となる．このとき，受信信号の振幅の

2章 生体内の超音波

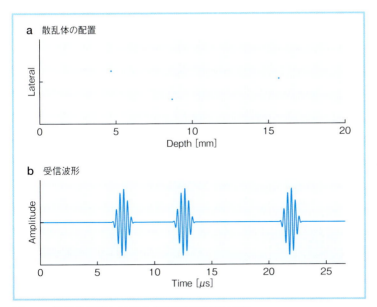

図2-4 ● 散乱体が少ない場合の受信波形の計算例

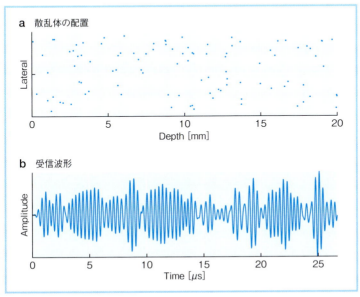

図2-5 ● 散乱体が密に存在する場合の受信波形の計算例

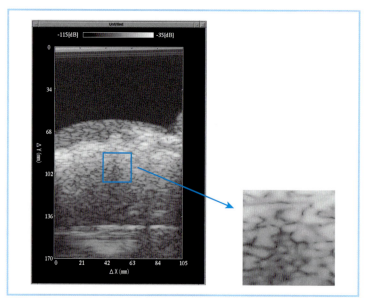

図2-6 ● スペックルパターンの一例

確率密度関数はレイリー分布に従うことが知られている．六角柱状の肝小葉が規則的に並んだ健常な肝臓は，散乱体が完全にランダムに配置されている状態に近いと考えられる．一方，肝組織が線維化してくると，散乱体分布はランダムとはいえなくなり，受信信号振幅の確率密度関数はレイリー分布から逸脱してくることが知られている．この点に着目した肝硬変の診断方法についても研究されており，組織性状診断の一方法として注目されている．

### スペックルパターンの性質

　スペックルパターンの形は，超音波の入射方向と散乱体の位置関係，および送信パルス波形とビーム幅により決まる．スペックルパターンには周期性はなく，大きさも大小さまざまであるが，超音波パルスの中心周波数を高くするほどその模様は細かくなる．また，超音波が入射する方向が変わると，スペックルパターンは変化する．例えば，リニアスキャンプローブで水中に置いたスポンジのBモード像に現れるスペックルパターンは，セクタスキャンプローブ

を用いた場合のスペックルパターンとは異なる．また，超音波パルスの中心周波数を変えるとスペックルパターンは変化するが，パルス繰返し周波数はスペックルパターンに影響を与えない．スペックルパターンは，一般的には臓器の観察を妨害するものととらえられているが，スペックルパターンの動きを追跡することで臓器変位や血流速を求めようとする試みも広く検討されている．

## 2-4 非線形現象

図2-7 ● 海中の音速分布
（中村敏明，中埜岩男：海洋音響トモグラフィのための長距離伝搬実験．日本音響学会誌 58（4）：245, 2002より引用）

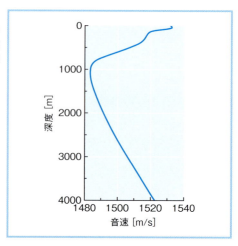

　生体の音響的な非線形現象により，送信した超音波とは異なる周波数の受信信号が得られることがある．ここでは，超音波診断装置での映像化に応用されている二つの非線形現象について述べる．

### 超音波の伝搬における非線形現象

　非線形現象の一つは，音波伝搬速度が圧力に依存するために生じる非線形現象である．**図2-7**は海中の音速分布の一例である．海面近傍では水温が高いために音速が大きいが，深度が深くなるにつれて水温が低くなり音速も小さくなる．深度1000 mあたりから水温はほぼ一定となるが，これより深いところでは水圧の影響で音速が大きくなる．このように媒質の圧力が大きくなるほど音速は大きくなり，生体内においても同様な性質がある．一方，音波は圧力変動の伝搬であるから，音波による圧力変動自体が媒質の音速を変えてしまう．**図2-8**は，この音波伝搬における非線形性により音圧波形が歪む様子を示している．伝搬初期において音圧波形は正弦波とする．音圧が最大となる青丸で示した部分では音速が大きくなり，この部分では速く伝搬する．一方，音圧が最小となる黒丸で示した部

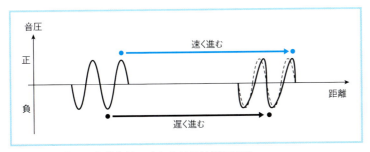

図2-8 ● 音速の圧力依存性により生じる波形の歪み

分では音速が小さくなるので，この部分は遅く伝搬する．その結果，音圧波形は歪み，波形の歪みは音波伝搬とともに増加していく．このように正弦波が歪むと，受信信号には元の正弦波の周波数成分に加えて，その整数倍の周波数成分（高調波成分と呼ぶ）が含まれてくる．こうして発生した高調波成分を積極的に利用して映像化を行う方法がティッシュハーモニックイメージングである．

ティッシュハーモニックイメージングでは，超音波プローブと受信回路の帯域を広くし，高調波成分も含んだ受信信号で像を生成する．高調波は送信超音波の音圧が大きいほど発生しやすいので，送信超音波のメインローブで主に高調波が発生し，サイドローブでの高調波の発生は少ない．これにより，メインローブが強調されサイドローブが抑圧されるので方位分解能が改善する．この特徴は特に心腔などの無エコー部の描出において有効であり，音響的な雑音の抑圧された，いわゆる「ヌケのよい」画像が得られる．

### 微小気泡による非線形現象

超音波診断装置に応用されているもう一つの非線形現象は，微小気泡（マイクロバブル）に起因するものである．現在，微小気泡は超音波造影剤（コントラスト剤）として用いられている．微小気泡内部の気体の音響特性インピーダンスは，液体や生体組織の音響特性インピーダンスよりも非常に小さいため，生体内では反射の強いエコー源として振る舞う．単純にエコーを増強する目的で微小気泡を用いる場合は，送信信号と同じ周波数帯のエコーを用いて画像を生

成する．これはコントラストエコー法と呼ばれている．これに対し，微小気泡の持つ強い非線形性を用いた映像法がコントラストハーモニックイメージングである．微小気泡に入射する超音波の振幅が大きくなると，気泡は膨張・収縮する．膨張するときと収縮するときの気泡の振る舞いの違いにより，気泡で反射した超音波の波形は変化しており，多くの高調波を含んでいる．気泡で発生する高調波の振幅は生体内の伝搬により生じる高調波の振幅より大きいため，造影剤からのエコーを強調した画像が得られる．これにより微細な血流や血管の可視化が可能となる．

> **NOTE**
>
> ● 線形と非線形
>
> 入力に対して，何らかの変換をして出力する装置を考えます．
>
>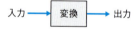
>
> 入力aに対して出力Aが得られ，入力bに対して出力Bが得られたとします．ここで入力 a＋bに対する出力が A＋B になれば(これを重ね合わせの理と呼びます)，この変換は線形です．
>
>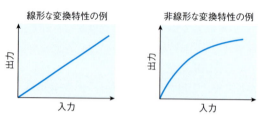
>
> 線形変換では入力した周波数成分のみが出力されますが，非線形な変換では入力にはなかった周波数成分が発生します．超音波の伝搬における非線形現象は，圧力により伝搬速度が変わる現象なので，上の例のように単純なグラフで表すことはできませんが，重ね合わせの理が成り立たないのは明らかです．

生体内の超音波　**2章**

## 2-5 音響放射圧

　音響特性インピーダンスの異なる二つの媒質が，ある面で接して
いるとする．この境界面に超音波が入射すると反射が生じ，それと
ともに境界面を押す力が働く．これを音響放射圧と呼んでいる．音
波が反射面を押すという現象は，音波についてある程度知識のある
人ほど理解しにくい事柄かもしれない．音波は図1-5に示したよう
に圧力変動の伝搬であり，単純に考えれば，ある場所の圧力変動1周
期を平均すればゼロになるはずであり，この状況では音響放射圧と
いった力は生じないはずである．ただし，これは音波による圧力変
動が微小で，音波伝搬が線形と見なせる場合の話である．実際の音
波伝搬は非線形現象であり，伝搬とともに波形は歪み，圧力変動1周
期を平均した値が波形中央（静圧）からずれていく．すなわち，圧力
変動に微小ではあるが直流成分が発生し，これが境界面を押す力と
して働く．音響放射圧の大きさは，境界面をはさむ二つの媒質にお
ける音響エネルギー密度の差により決まる．すなわち，反射の生じ
ない面では音響放射圧は生じない．
　現在，音響放射圧を用いて生体軟組織に力を加え，それにより生
じた微小変位から組織の硬さを測定する装置が実用化されている．

41

# 超音波プローブ 3章

## 3-1 超音波プローブの基本的な構造と特性

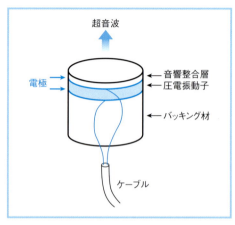

図3-1 ● シングルビーム型超音波プローブの構造

### 超音波プローブの構成要素

　超音波プローブは電気信号と超音波を相互に変換する電気音響変換器であり，この部分の特性が超音波診断装置の性能を大きく左右する．電気信号と超音波の変換を担うのは圧電振動子である．圧電振動子は可逆素子であり，電気信号を超音波に変換する機能と，超音波を電気信号に変換する機能が一つの圧電振動子で実現できる．超音波プローブは圧電振動子に音響整合層，音響レンズ，バッキング材，ケーブル等で構成されている．

### 圧電振動子

　シングルビーム型超音波プローブの構造を図3-1に示す．現在，圧電振動子には，チタン酸鉛とジルコン酸鉛を主原料として焼き固めた，PZTと呼ばれるセラミックが広く用いられている．圧電振動子の上下の面には電極が付けられており，ここに電圧を加えると圧電振動子の厚さがわずかに変化する．したがって，ここに正弦波信号を加えると，振動子は加えた信号の周波数で振動し，音波が発生する．このとき，加えた信号周波数における振動子内の音波の半波長を振動子の厚みと等しくすれば，振動子は共振し，音波が強く放

射される．

　振動子の共振周波数はその厚みで決まり，共振周波数を高くしようとするほど薄い振動子が必要となる．薄いPZTは割れやすく，これが製造上の限界となる．PZTでは実現できないほどの高い周波数に対応するプローブには，ポリフッ化ビニリデン（PVDF）などの高分子圧電膜が用いられる．

　圧電振動子を外部の力により振動させると，加わった力に応じた電圧が電極間に発生する．これによりエコーが電気信号に変換される．この場合も，振動子の共振周波数において感度が最大となる．

### バッキング材

　バッキング材は圧電振動子を機械的に支持するとともに，不要な振動を抑制することで短パルスの超音波送信を可能とする．圧電振動子を空中に置いた状態で信号を加えると，その前面と背面から音波が放射される．空気の音響特性インピーダンスは圧電振動子のそれに比べて非常に小さいので，振動エネルギーは境界で反射され，多くが振動子内に残っており（残響），空中に放射される音波のエネルギーはわずかである．したがってこの状態で信号を止めても，振動子の残響により音波の放射はすぐには止まらない．ピアノで例え

> **NOTE**
>
> ● **圧電効果・逆圧電効果**
>
> 　圧電振動子に力を加えると（叩くと）電圧が発生します．これを圧電効果と呼びます．また圧電振動子に電圧を加えると，振動子が変形します．これを逆圧電効果と呼び，交流信号を加えた場合，振動子が振動します．
>
>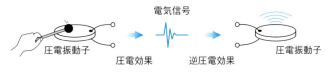
>
> 　このように，圧電振動子はマイクとしての機能とスピーカーとしての機能を兼ね備えています．

ると，ダンパーペダルを踏んだ状況となる．ダンパーペダルを踏むと，ダンパーフェルトが弦から離れたままになり弦は自由振動を続ける．

　一方，Bモード像などを生成する場合は距離分解能を改善するためにできるだけ短い超音波パルスを送信することが求められる．圧電振動子の振動を短時間で収束させるためには振動子の振動エネルギーを速やかに排出させればよい．バッキング材はピアノにおけるダンパーフェルトに相当し，振動子背面の振動を吸収し残響を短くする．これにより送信パルス幅が短くなり，距離分解能が改善する．

## 音響整合層

　音響整合層は，圧電振動子の振動を効率良く生体に伝搬させるために用いられる．圧電振動子の音響特性インピーダンスは生体の音響特性インピーダンスより大きいために，圧電振動子を直接生体に密着させても境界面で音波が反射し，生体へ効率良く音波を入射させることができない．そこで図3-2に示すように，音響特性インピーダンスが圧電振動子と生体の中間である音響整合層を間に挟む．さらに，整合層の厚さを整合層内部における波長の1/4とすると，圧電振動子へ戻る反射波は弱められ，生体に入射する音波は強められる．

　このような整合層を挟むことで具体的にどのようなことが起こっているのか見てみよう．圧電振動子と整合層の境界で反射した音波Aは$Z_1 > Z_2$であるから位相反転している．また整合層へ入射し生体境界で反射して圧電振動子へ透過した音波Bは，位相反転に加え整合層を往復する半波長分の遅延が生じている．したがって，音波AとBは逆相となり弱め合う．一方，生体には，整合層を透過した音波Cと，整合層と生体の境界で反射したのち圧電振動子境界で反射して生体に入射した音波Dが入射する．音波Dは音波Cと比較したとき，位相反転に加え半波長分の遅延が生じている．したがって，音波CとDは同相となり強め合う．

　以上が整合層を設ける基本的な考え方であるが，これが適用できるのは連続波の場合のみである．実際の超音波プローブでは超音波パルスを送受信しており，広い帯域の超音波を効率良く生体に入射させるために整合層を2層以上にするなどさまざまな工夫が施されている．

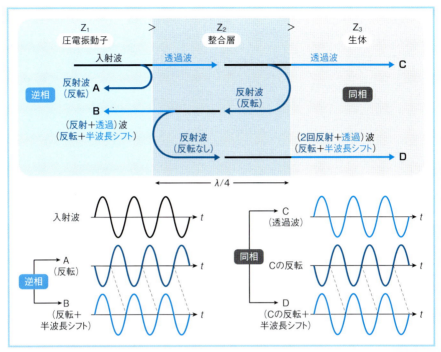

図3-2 ● 音響整合層の考え方

## 超音波プローブの電気的特性

　次に，電気端子からみたプローブの特性について考えてみよう．超音波プローブの帯域よりも十分に広帯域な送信パルス信号を超音波プローブに加え，図3-3に示すように水中に置かれた反射板（例えばアルミ板）からのエコーを検出する．超音波プローブは共振器であるから，無限の帯域を持つインパルス信号で駆動したとしても，受信信号は帯域制限された信号となる．お寺の鐘は誰が打っても「ゴーン」と鳴り，「カン」とは鳴らないのと同じ理屈である．したがって，このときの受信信号をフーリエ変換して得られるスペクトルは，超音波プローブの周波数特性を表している．振幅スペクトルが最大となる周波数$f_C$を中心周波数と呼ぶ．中心周波数におけるスペクトルの振幅より6 dB低下する振幅である周波数のうち，大きい方の周波数を$f_H$とし，小さい方の周波数を$f_L$としたとき，これらの

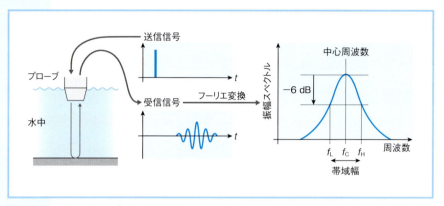

図3-3 ● 超音波プローブの周波数特性

幅 $f_H - f_L$ を帯域幅と呼ぶ．帯域幅が広い方が，より短いパルス幅の超音波送受信が可能となる．帯域幅を中心周波数で正規化した（割った）値を比帯域と呼び，これは次式で表される．

$$比帯域 = \frac{f_H - f_L}{f_C} \tag{3.1}$$

比帯域は多くの場合，パーセント表示される．中心周波数3 MHz，比帯域70％のプローブの帯域幅は2.1 MHzである．また，比帯域の逆数をQファクターといい，これも相対的な帯域の広さを表すのに用いられることがある．Qファクターは本来，共振の鋭さを表すのに用いられており，この値が大きいほど狭帯域となる．比帯域は大きいほど，またQファクターは小さいほど，超音波のパルス幅は短くできる．余談ではあるが，お寺の鐘のQファクターは大きく，パルス反射法の音源としては不向きである．

### 超音波プローブによる送信と受信

　超音波プローブは，先に述べたように，超音波の送信と受信ができる可逆変換器であるが，その電気端子は1対しかない．単純に考えると，送信信号を生成する回路と，受信信号を増幅する回路が1対のプローブの電気端子にそれぞれ接続されることになるが，こうすると高電圧の送信信号が微小信号を扱う受信信号増幅器に直接入力さ

# 超音波プローブ 3章

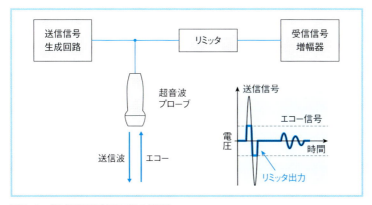

図3-4 ● 超音波送受信回路の概要

れることになり，増幅器の破損などさまざまな不具合が生じる．そこで**図3-4**に示すように，受信信号増幅器の前段にリミッタを置き，一定以上の電圧が受信信号増幅器に加わらないようにしている．ただし，送信信号がリミッタを通って入力されるときは，受信信号の情報は失われている．すなわち，超音波プローブは可逆変換器ではあるが，送信と受信を同一の振動子で同時刻に行うことは現実には難しい．パルス反射法での測定ではこの制約は問題とならないが，連続波ドプラ法では問題となる．連続波ドプラ法では，連続正弦波が常に送信されている状況でエコーを受信することが求められる．そのためには，送信の圧電振動子と受信の圧電振動子が電気的・音響的に絶縁されていることが要求され，**図3-5**に示すような分割された振動子が用いられる．

## 機械走査すればBモード表示

　図3-1に示した構造の超音波プローブでは，形成される超音波ビームは1本なので，Mモード表示に適用できる．これでBモード表示を行うには，機械的に振動子を動かし超音波ビームを走査することになる．例えば，**図3-6**に示すように振動子を首振り運動させれば，セクタ画像が得られる．

49

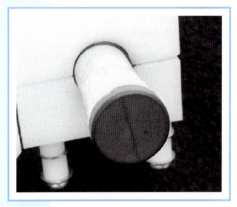

図3-5 ● 送信部と受信部が分割された振動子

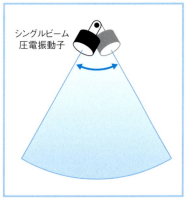

図3-6 ● シングルビーム圧電振動子の機械走査の一例

> **NOTE**
>
> ● **インパルス信号**
>
> 　図Aのようなパルス幅が $T$ で振幅が $1/T$ のパルス信号を考えます．$T$ を小さくすると，図Bのようにパルス幅は小さくなり，振幅は大きくなります．さらに $T \to 0$ の極限を考えると，図Cのように，パルス幅がゼロで振幅が無限大のパルス信号になります．これがインパルス信号です．
>
>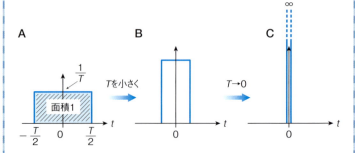
>
> 　お寺の鐘を一撃することは，インパルス信号で鐘を駆動していることに相当します．インパルス信号のスペクトルは一定値（すべての周波数で一定の振幅）となります．このため，システムの周波数特性について理論的な考察をする際によく使われます．ただし，インパルス信号を実際に発生させることはできません．

## 3-2 電子走査

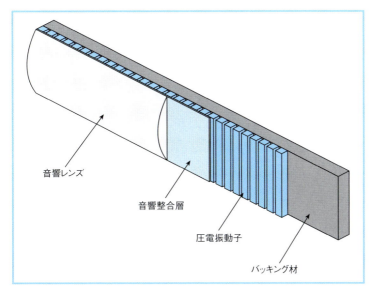

図3-7 ● リニアアレイプローブの構造

### 電子走査のためのプローブの構造

　Bモード表示を行うには，断層像を生成する全領域にわたり超音波ビームを走査することが求められる．初期の超音波診断装置ではビーム走査を機械的に行う方法が用いられたが，現在では多数の振動子を並べ，電気信号の切り替えでビーム走査を行うアレイプローブを用いた電子走査が主流となっている．そのうちの一つであるリニアアレイプローブの構造を図3-7に示す．図3-1のシングルビーム型プローブでは圧電振動子は1個であったが，リニアアレイプローブでは短冊状にスライスされた圧電振動子が100個以上使用される．それぞれの圧電振動子には電極が付けられ，リード線が引き出されている．圧電振動子の背面はバッキング材で支えられ，表面には音響整合層と音響レンズが接着された構造となっている．

図3-8 ● 電子走査の考え方

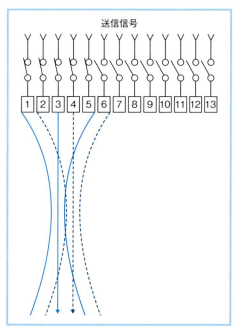

## 電気的な切り替えによる走査

　電子走査の考え方を説明したのが図3-8である．最初の超音波ビームは1番目から5番目の圧電振動子に送信信号を加えて形成する．次の超音波ビームは2番目から6番目の圧電振動子で形成する．このように，使用する圧電振動子をスイッチで切り替えて順次ずらしていくことで，出発点が少しずつずれた超音波ビームが形成できる．この図では，5個の圧電振動子で1本の超音波ビームを形成する場合を仮定して作図しているが，実際には数十個の圧電振動子がビーム形成に用いられる．こうして，圧電振動子を機械的に動かすことなく，超音波ビームを走査している．

超音波プローブ **3章**

## 3-3 送信ビームフォーミング

### 送信焦点位置の制御

Ｂモード表示において実用的な感度と空間分解能を得るには，超音波を集束させる必要がある．凹面振動子や音響レンズを用いれば，焦点に超音波を集束させることができる．ただし，焦点の位置は振動子の曲率半径や音響レンズの形状により決まるので，製造後にこれを変更することはできない．これに対しアレイプローブでは，超音波ビーム形成も電子的に行うので，焦点位置なども電気的に制御できる．

送信超音波のビーム形成，すなわち送信ビームフォーミングの考え方を**図3-9**に示す．アレイプローブを構成する圧電振動子の幅は一般に波長より短く，その一つだけに送信信号を加えると，図3-9aに示すように放射される超音波は短軸方向上方から見るとほぼ無指向性となる．また，複数の振動子に同時に同じ信号を加えると，図3-9bに示すように，個々の振動子からは球面波が放射されるが，それらの合成波面は平面波となる．ここで図3-9cに示すように，振動子に加える送信信号を少しずつ遅らせた場合を考えてみよう．両外側の振動子にまず信号を加え，少し遅れてその内側の振動子に信号を加える．こうすると合成波面を円弧状に湾曲させることができ，その曲率半径で決まる焦点の位置で超音波は強め合う．すなわち図3-9cに青破線で示した形状の凹面振動子とほぼ同等な音場が形成できることになる．このように，振動子に加える送信信号に遅延を加えて焦点を形成する技法を電子集束と呼んでいる．電子集束のために各振動子に加える信号の遅延時間は，各振動子からの超音波が焦点に同時に到着するように設定すればよい．

### 多段集束法

電子集束では焦点の位置を任意に設定できる．Ｂモード表示では送信焦点において方位分解能が最良となるので，関心のある領域に送信焦点を設定すればよい．ただし，このことは，送信焦点から外れた深度では方位分解能が劣ることを意味する．広い範囲で良好な

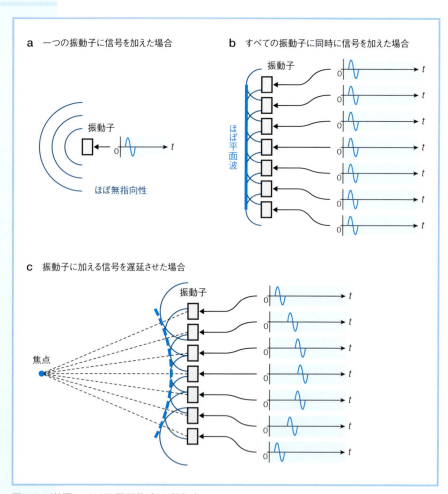

図3-9 ● 送信における電子集束の考え方

　　方位分解能を得るためには，焦点位置を変えて複数回送信を行う多段集束法が用いられる．**図3-10**は3回の送信を行う多段集束法の例を示している．1回目の送信は焦点1で行い，領域1からのエコーデータを得る．2回目の送信は焦点2，3回目の送信は焦点3で行い，それぞれ領域2と領域3のエコーデータを得る．得られた三つの領域のエコーデータを合成してBモード像を生成すれば，広い深度範囲で良

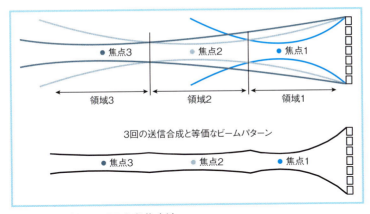

図3-10 ● 送信における多段集束法

好な方位分解能が実現できる．ただしこの方法では，1方向に複数回の送信を行うので，送受信には時間がかかり，1秒あたりに得られる画像の枚数（音響的フレームレート）は低下する．3回の送信を行う図3-10の場合の音響的フレームレートは，多段集束法を行わない場合の1/3となる．

## 3-4 受信ビームフォーミング

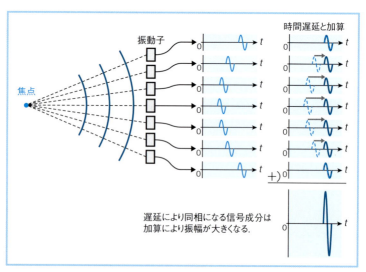

図3-11 ● 受信における電子集束の考え方

### 受信における電子集束

　エコーを受信する場合も電子集束の技術が適用される．図3-11はその考え方を示している．受信焦点に点反射体があり，そこからの反射波が球面波として振動子側に戻ってくる状況を考えてみよう．反射波が最初に到達するのは，焦点からの距離が最も短い振動子（図3-11では中央の振動子）となる．その両側の振動子では，中央よりも少し遅れて反射波が到達し，焦点から最も遠い両側の振動子には最後に到達する．すなわち，エコーの到達時間には焦点からの距離差に相当する時間差が生じている．そこで焦点からの距離差を幾何学的に求め，これに相当する時間だけ受信信号に遅延を与える．これにより焦点位置で反射されたエコー信号は同相となり，加算されて強め合い，大きな振幅の信号となる．一方，焦点から外れた位置からのエコー信号は同様の遅延を与えても同相とならず，加算されても強め合わず，小さな振幅となる．こうして，焦点位置か

# 超音波プローブ 3章

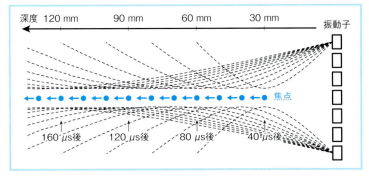

図3-12 ● ダイナミックフォーカス

らのエコー信号のみが選択的に検出できる.

## ダイナミックフォーカス

　生体に超音波パルスを送信したとき，送信直後は浅い場所からのエコーが得られ，これに続いて時系列的により深い場所からのエコーが得られる．電子集束の焦点位置はエコー信号を受信中でも変更できるので，図3-12に示すように時間とともに焦点位置を適切に動かせば，すべての深度でエコー生成源の位置に焦点を合わせることができる．超音波パルス送信後40 μs経過したとき，中央の振動子には深さ30 mmからのエコー信号が到着する．そこで，この時刻の焦点位置を深さ30 mmに設定する．その後，焦点位置を時間とともに遠方にずらし，80 μs経過したときには焦点位置が深さ 60 mmになるようにする．音速の半分の速度で焦点位置を動かせば，常に受信しているエコーの発生源に焦点位置を合わせられる．この方法はダイナミックフォーカスと呼ばれており，これによりすべての深度にわたり最良の方位分解能が得られる．

　送信における多段集束法は音響的フレームレートの低下を招くが，受信におけるダイナミックフォーカスは1回の送信で得られるエコー信号に適用されるので，音響的フレームレートは低下しない．

## 3-5 リニアアレイプローブの空間分解能

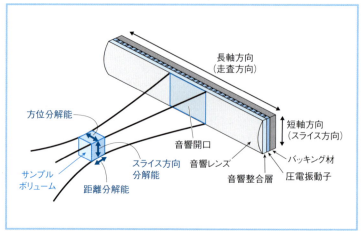

図3-13 ● リニアアレイプローブの空間分解能

### 3方向で考える空間分解能

　リニアアレイプローブの空間分解能は，図3-13に示すように，長軸（走査）方向，短軸（スライス）方向，および距離方向の3方向の分解能により決まる．それぞれの方向における分解能を，方位分解能，スライス方向分解能，および距離分解能と呼んでいる．これら3方向の分解能の大きさで決まる立体をサンプルボリュームと呼んでおり，この中に二つの反射体があった場合，それらは区別ができず，一つの反射体として検出される．

### 長軸方向の分解能

　長軸方向には電子集束によりビームが絞られる．このときの長軸方向のビーム幅は，送信周波数，送受信におけるビームフォーミングの方法，および音響開口の長軸方向の長さにより決まる．音響開口とは超音波を送受信する領域のことで，その長軸方向の長さ（開口幅）は，圧電振動子の幅と使用する圧電振動子の数の積となる．開

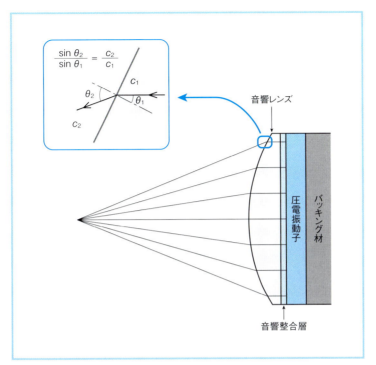

図3-14 ● 音響レンズ

口幅が大きいほど，特に遠距離におけるビーム幅を小さくすることができ，方位分解能が向上する．

### 短軸および距離方向の分解能

　短軸方向には音響レンズによりビームが絞られる．音響レンズは**図3-14**に示すように，中央部分が膨らんだ形状をしており，生体組織よりも音速の小さい材料で作られている．これにより超音波は内側に屈折し，音響レンズの曲率半径で決まる焦点に集束する．

　音響レンズの焦点位置は固定されており，焦点からずれた位置では短軸方向の分解能が悪くなる．Bモード画像は断層像であるが，厳密に言えば**図3-15**に示すように，短軸方向のビーム幅で決まる領域からのエコーの総和を見ていることになり，その領域の幅は深

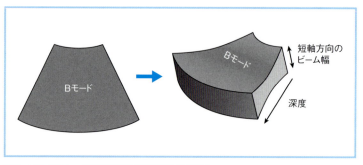

図3-15 ● Bモード画像が持つ短軸方向の幅

度によって異なる．
　距離方向の分解能は送信パルス幅で決まる．距離分解能は深度によらず，ほぼ一定と見なすことができる．

## 3-6 セクタ電子走査

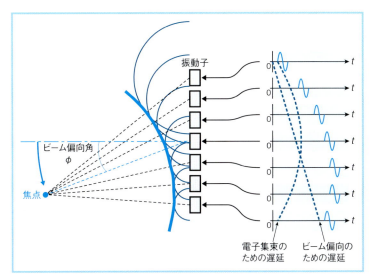

図3-16 ● 超音波ビームの方向を変える電子集束

### 超音波ビームの方向を変える方法

　セクタプローブでは超音波の出発点は固定され，超音波ビームの方向を変えること（ビーム偏向）で扇形のBモード画像を得る（セクタ走査）．これを電子走査で行うにはアレイを構成するすべての振動子を送受信に用いる．また図3-16に示すように，電子集束のための遅延に加えて，ビーム偏向のための遅延を送信信号に与える．ビーム偏向のための遅延時間は，振動子位置の一次関数で表され，ビームの偏向角は遅延時間の傾きによって決まる．受信については，送信の場合と符号が逆の遅延量を受信信号に与えて加算すれば，焦点からのエコーが選択的に得られる．リニアアレイプローブの場合と同じように，多段集束法やダイナミックフォーカスも適用できる．

## 3-7 サイドローブとグレーティングローブ

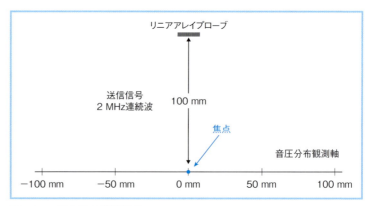

図3-17 ● 指向性の計算条件

### アレイプローブで形成される超音波ビームの性質

　アレイプローブでもサイドローブは生じる．また，アレイプローブ特有のグレーティングローブと呼ばれるものが生じる可能性がある．ここでは，リニアアレイプローブについて超音波の指向性の計算例を示し，ビーム形状が何によって決まっているか説明する．ここで示すのは送信における特性であるが，受信の場合についても音圧を感度と読み替えることで同様な特性となる．

　指向性の計算条件を図3-17に示す．送信信号を周波数2MHzの連続波とし，プローブから100 mm離れた場所の長軸方向の音圧分布を求めた．振動子単体は無指向性とし，減衰は無視している．送信焦点はプローブから100 mmの位置に設定し，音圧はその最大値を1とした相対値を表示した．

### アポダイゼーション

　16個の振動子をピッチ（間隔）0.75 mmで配列し，すべての振動子に同じ振幅の送信信号を加えた場合の音圧分布を図3-18に示す．中央のピークがメインローブで，その両脇にサイドローブが発生し

# 3章 超音波プローブ

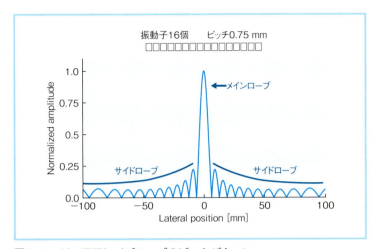

図3-18 ● リニアアレイプローブのビームパターン

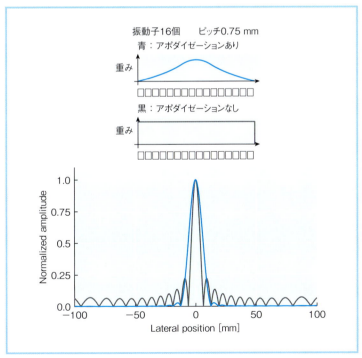

図3-19 ● アポダイゼーションによるサイドローブの抑圧

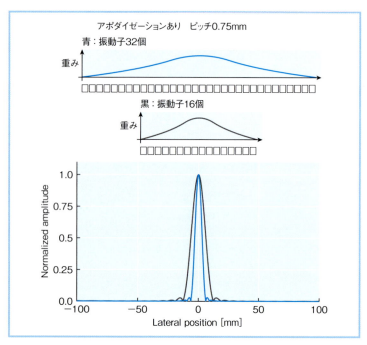

図3-20 ● 開口幅とビーム幅

ている．サイドローブは方位分解能を劣化させる要因となる．サイドローブを抑圧するには，振動子に加える信号に重み付けをすればよい．図3-19に示すように，アレイ中央から離れるにつれて振動子に加える信号を小さくすると，図の青線で示すようにサイドローブが抑圧できる．ただし，実質的な音響開口が狭くなるので，メインローブの幅(ビーム幅)は広くなる．この方法はアポダイゼーションと呼ばれている．

### 開口幅の影響

　メインローブの幅はアレイプローブの開口幅で決まり，開口幅が大きいほどビーム幅は小さくなる．図3-20は振動子が32個の場合と16個の場合の音圧分布を比較している．振動子ピッチは同じなので，振動子32個の開口幅は振動子16個の場合の2倍であり，ビーム

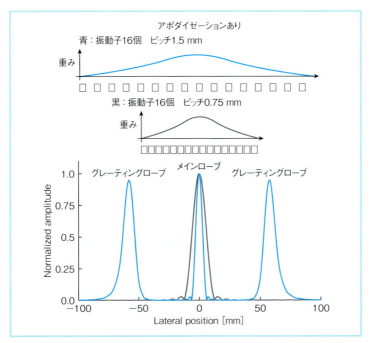

図3-21 ● グレーティングローブの発生

幅は振動子16個の場合の半分となっている．

### グレーティングローブ

　図3-20では振動子の数を増やして開口幅を大きくしたが，振動子の数を変えずピッチを大きくして開口幅を大きくした場合の結果が**図3-21**である．メインローブの両脇に，グレーティングローブと呼ばれる大きなピークが形成されている．この発生理由を説明しているのが**図3-22**である．この図では簡単のために，開口の中央に位置する二つの振動子のみについて説明している．超音波ビームを鉛直方向に形成する場合，中央の二つの振動子には同相の送信信号が加えられる．したがって，その鉛直方向では超音波が強め合い，メインローブが形成される．一方，二つの振動子からの距離差$d$がちょうど1波長分となる方向（図3-22で灰色で示した方向）においても

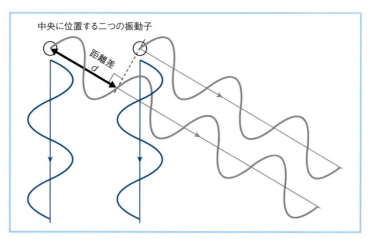

図3-22 ● グレーティングローブが発生する理由

超音波は強め合い，これがグレーティングローブを形成する．グレーティングローブは方位分解能に曖昧さを生じ，アーチファクト（虚像）の原因となるので，発生しない方が望ましい．振動子ピッチが超音波の波長以下であればグレーティングローブは発生しないが，視野幅を広くしたい等の理由のためにこの条件を満たしていないプローブも存在するので注意が必要である．

# パルスエコー法 4章

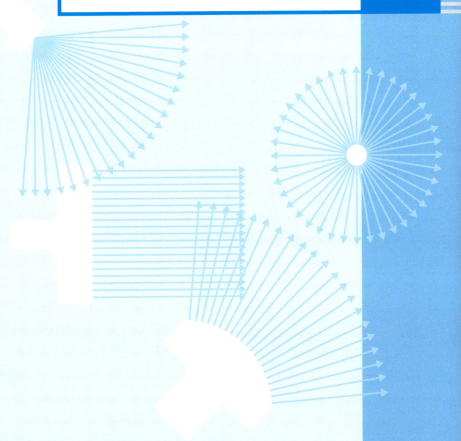

## 4-1 パルスエコー法の原理

### 基本原理は"山びこ"

　山の上から向こう側の山に向かって「ヤッホー」と叫ぶと，少し遅れて小さな音で「ヤッホー」と聞こえることがある．この"山びこ"は，パルスエコー法の素朴な応用例である．山びこが音波の反射により起こることは多くの人が知っていると思うが，実際に体験した人は少ないのではと想像する．では，どのようにすればうまく山びこを聞くことができるだろうか．まず，向こう側からの反射音を聞くべきときに叫んでいてはいけない．つまり，「ヤッホーヤッホーヤッホー」と叫び続けるのではなく，短い時間に大きな声で「ヤッホ」というパルスを送信する．次に，送信後は可能な限り静かに待つ．隣の雑談は大きな雑音源となる．山びこが受信できれば，パルス送信との時間差から向こう側の山までの距離がわかる．いつまで待つかは，山びこを期待する山までの最大距離により決まる．これらを踏まえ，超音波によるパルスエコー法に話を進めよう．

### 伝搬距離と伝搬時間

　送信信号がプローブに入力されると，電気信号は振動子で機械振動に変換され，超音波として媒質中に放射される．医用診断に用いる超音波は，できるだけ細く集束するようにビーム形成される．**図4-1**に示すように，超音波ビーム内に反射体があると，伝搬超音波の一部はそこで反射してエコーとなり，プローブで検出されて受信信号となる．図4-1における反射体Aとプローブまでの距離を$L$とすると，超音波の伝搬距離は$2L$となり，超音波の伝搬時間$t_{pd}$は，

$$t_{pd} = \frac{2L}{c} \tag{4.1}$$

となる．ここで$c$は伝搬媒質中の音速で，生体組織の場合は$c = 1530\,\mathrm{m/s}$と近似される．超音波ビームの方向はあらかじめわかっているので，超音波の伝搬時間を測定することで反射体の位置を知ることができる．超音波ビーム内に複数の反射体があると，それぞれの距離に対応した伝搬時間でそれぞれの反射体からのエコーが検出

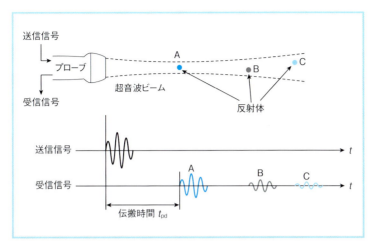

図4-1 ● パルスエコー法

される.ただし,減衰により遠い場所からのエコーの振幅は小さくなる.例えば,生体内の10 cmの深さで反射した超音波の伝搬時間を計算すると,$t_{pd} \cong 130~\mu s$となる.

この程度の時間差であれば半世紀前の計測技術で検出可能であり,現在に至る超音波医学の発展に結び付いたものとも考えられる.同様のことを電波や光で行おうとすると,光速は$c = 3 \times 10^8$ m/sなので,検出すべき伝搬時間は音波の場合の約20万分の1となり,現在の技術をもってしても容易とは言いがたい.

## 4-2 パルスエコー法における空間分解能

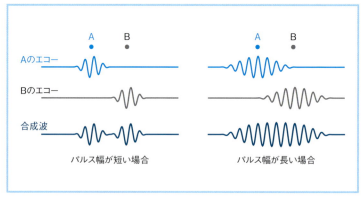

図4-2● パルス幅と距離分解能

　空間分解能とは，空間内に近接して置かれた二つの反射体を分離して識別できる能力のことで，空間分解能の低い映像系では二つの反射体の像が合わさって一つの反射体に見える．パルスエコー法における空間分解能は，ビーム軸方向の距離分解能と，ビームと直交する方向の方位分解能の二つに分けて考える．

### 距離分解能

　パルスエコー法における距離分解能は送信パルス幅（より厳密にいうならば送信された超音波パルスの空間的パルス長）により決まる．図4-2に示すように，パルス幅が短い場合には近接した二つの反射体のエコーの合成波から反射体が二つあることが認識できるが，パルス幅が長くなると距離分解能が低下し一つの反射体に見えてしまう．したがって，高い距離分解能を得るには短パルスの送受信が必要であり，このために送受信信号を扱う回路は広帯域であることが要求される．

### 方位分解能

方位分解能はパルス送受信を行う際のビーム幅により決まる．アレイプローブを用いる場合，ビームフォーミングは送信と受信で独立に行われるため，パルス送受信を行う際のビーム形状（感度分布）は送信ビーム形状と受信ビーム形状の積となる．したがって，送信焦点ではビーム幅が小さく方位分解能も高いが，送信焦点から離れるにつれて方位分解能は低下する．

---

**NOTE**

● **パルスに関する用語**

超音波診断装置では一定の時間間隔で繰り返すパルス信号がよく使用されます．

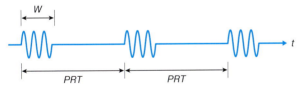

W：パルス幅（周期×波数で求められる）
PRT：パルス繰返し周期（pulse repetition time）
PRF：パルス繰返し周波数（pulse repetition frequency）

$$PRF = \frac{1}{PRT}$$

duty比：パルス繰返し周期に対する，パルスが存在する時間の割合

$$\text{duty比} = \frac{W}{PRT}$$

空間的パルス長：パルスが媒質中を伝搬しているときの，空間内でのパルスの長さ

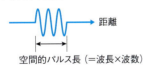

### ダイナミックレンジとの関連

Bモード表示においては，画像のダイナミックレンジも空間分解能に関連する．画像のダイナミックレンジを広くすると，小さい振幅のエコーも表示されるようになるため，見かけの空間分解能は低下する．一方，臓器境界を強調したい場合にダイナミックレンジを狭くすることがあるが，これは見かけの空間分解能を向上させていることになる．

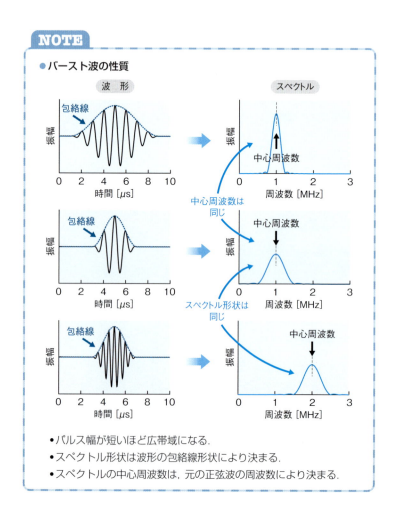

- パルス幅が短いほど広帯域になる．
- スペクトル形状は波形の包絡線形状により決まる．
- スペクトルの中心周波数は，元の正弦波の周波数により決まる．

## 4-3 表示モード

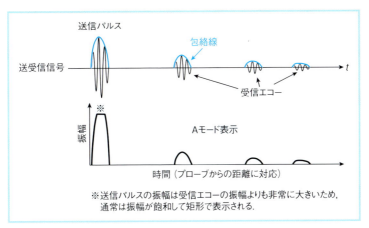

図4-3 ● Aモード表示の原理

　超音波診断装置では生体からのエコー信号を画像として表示する．このためのいくつかの方法があり，表示モードとして名前が付けられている．

### Aモード表示

　Aモード表示は最も基本的な方法であり，図4-3に示すように，エコー信号の包絡線振幅を線グラフで表示する．Aモード表示の横軸は時間であるが，これはプローブから反射体までの距離に対応している．Aモード表示の縦軸は振幅（amplitude）であり，この頭文字からAモードと名付けられた．Aモード表示で知ることができるのは超音波ビーム軸に沿った媒質の状態のみであり，情報量は少ない．また構造の複雑な生体組織では，超音波ビームの出発点や方向が少しずれただけで画像は大きく変化し，観測対象の状態が把握しにくい．このため，Aモード表示は超音波診断の黎明期には使用されたものの，Bモード表示の実用化とともに使用されるケースは減り，現在，臨床の場で用いられることはほとんどなくなった．ただし，

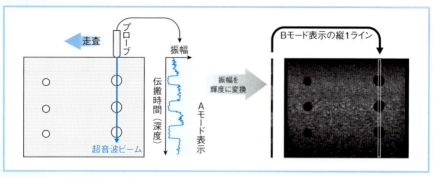

図4-4 ● Bモード表示の原理

観測対象の構造が単純な場合は、表示がシンプルであるという特徴が生きる場合がある。例えば、鋼材などの超音波探傷器による非破壊検査や、眼科領域での眼軸長測定には、今でもAモード表示が用いられている。

### Bモード表示

Bモード表示のBはbrightnessを意味しており、受信エコーの振幅を画像の輝度で表す方法である。図4-4に示すように、プローブを観測対象に当て、得られたエコー信号の振幅を輝度に変換して1本の線を作る。こうして得られた1本の線は、これから生成しようとする画像の縦1ラインに相当する。プローブを動かして同じ処理を繰り返すことで、反射体の形状を反映した断層像が得られる。Bモード表示のためには、断層像を得ようとする全領域に超音波パルスを送り届ける必要がある。このために超音波ビームの位置を動かす。このことをビームの走査(あるいはスキャン：scan)と呼んでいる。ビームの走査を高速で行い、1枚の断層像生成にかかる時間を0.1秒以下程度に短縮すると、動画像としての断層像が観察できるようになる。これが現在の超音波診断に最も多く利用されている表示法である。

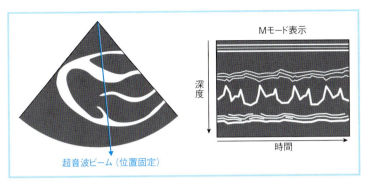

図4-5 ● Mモード表示の原理

### Mモード表示

　Mモード表示のMはmotionを意味しており，動きのある臓器の観察に適している．Mモード表示を行う場合は，図4-5に示すように，超音波ビームの位置は固定してエコー信号を得る．Bモード表示の場合と同様にエコー振幅は輝度に変換され表示されるが，Mモード表示の横軸は時間であり，輝度変換された縦1本の線を画面の横方向に並べ，時間経過に伴う変化を表示する．画像を横スクロールしながら描画する装置もある．静止した反射体を観測した場合，Mモード像は平行な横線となるが，動きのある反射体では超音波ビーム方向の動きがMモード像での輝線の上下の動きとして観察できる．

　Mモード表示を行うためには，あらかじめBモード表示で対象を観察し，Mモード表示を行う超音波ビームの位置を決める必要がある．ビーム走査を機械的に行う場合は，まずBモード表示のためのビーム走査を行い，その後ビームの位置を固定してMモード表示を行う．しかし，この方法ではMモード表示中にBモード像を観察できないので，どこを見ているのかわからなくなるという欠点があった．これに対し，電子走査ではビームの複雑な制御が可能となるので，Bモード表示を行いつつ，その合間にMモード表示のためのエコー信号を得るという時分割処理により同時進行が可能となる．これにより，Bモード像とMモード像が同時に動画像として観察できるようになった．

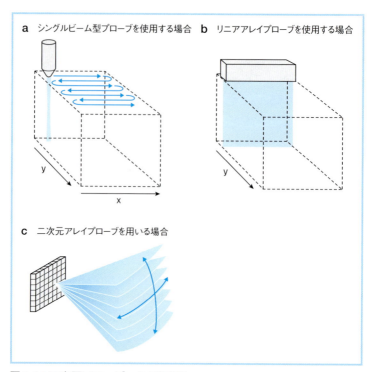

図4-6 ● 三次元エコーデータの収集法

### 三次元表示

　図4-6のように超音波ビームを一方向だけではなく二次元で走査すると，三次元のエコーデータが得られる．シングルビーム型プローブでこれを行うには，図4-6aに示すようにプローブをx-y方向に機械的に走査する．この方法は走査に時間がかかるのが欠点であり，超音波顕微鏡などの特殊な用途に用いられる．通常の診断装置に用いられているリニアアレイプローブを用いれば，図4-6bのようにy方向に機械的に走査することで三次元エコーデータが得られる．この方法は動きの遅い臓器に適用できる．図4-6cに示すような二次元アレイプローブを用いれば，機械的な走査なしに三次元エコーデータが収集できる．

　三次元のエコーデータが得られれば，走査後に任意の断面のB

パルスエコー法 **4章**

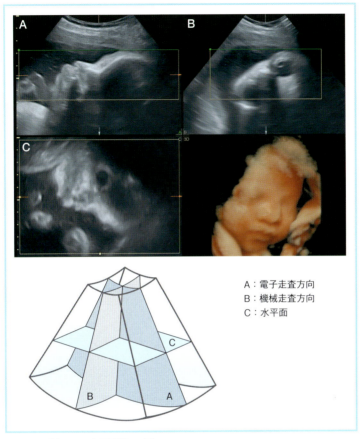

図4-7 ● 胎児の三次元画像の例
（画像は埼玉医科大学総合医療センター　馬場一憲先生からのご提供による）

モード像が生成できる．また特定の臓器の表面の情報をエコーデータから検出し，検出した表面の後ろの情報を隠すことにより臓器の立体像が構築できる．これは，図4-7のように羊水中の胎児の映像化などに適用されている．

## 4-4 走査方式

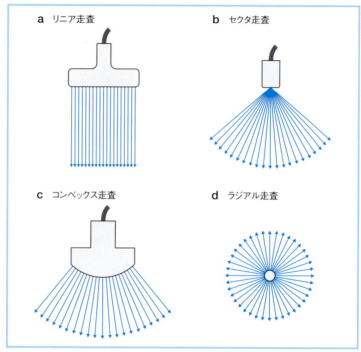

図4-8 ● 超音波ビームの走査方式

　Bモード像を得るには超音波ビームを走査する必要がある．ビーム走査方式には図4-8に示すさまざまな方法があり，これにより得られるBモード像の形が決まる．

### リニア走査
　図4-8aに示すリニア走査では，超音波ビームはすべて平行で，その出発点を少しずつずらしていく．すなわち，1回目のパルス送信は一番左側の位置から下方に向けて行い，2回目のパルス送信は1回目とは少し右にずれた位置から同じ方向に行う．これを繰り返すこと

で得られるBモード像は長方形になる．リニア走査では近距離での視野幅を大きくできるのが特徴である．

## セクタ走査

図4-8bに示すセクタ走査では，超音波ビームの出発点は固定されており，その方向を少しずつ変更する．この結果得られるBモード像は扇形となる．セクタ走査ではプローブの患者接触面を小さくすることができるので，肋骨の隙間から心臓をのぞき込むといった操作に適している．

## コンベックス走査

コンベックス走査は，図4-8cに示すように，リニア型プローブの患者接触面の形状を凸型にしたプローブにより実現でき，得られるBモード像は末広がりの形となる．患者接触面のふくらみにより，生体に密着させることが容易となり，また深部の視野が広いという利点もあって，腹部の診断に広く用いられる．

## ラジアル走査

図4-8dに示すラジアル走査では，灯台の光のように，超音波ビームを360°走査する．この走査方式は，血管内超音波(IVUS)等の体腔内走査に用いられ，得られるBモード像は円形となる．

## 4-5 音響的フレームレート

　動画像表示は，多数枚の静止画を「パラパラ漫画」のように順次連続的に表示することにより実現できる．このときの1秒間に表示する画像の枚数を音響的フレームレート（以下，単にフレームレートと表記する）と呼び，単位には［fps］（frame per second）が用いられる．

　フレームレートは1枚の画像を生成するのにかかる時間により決まる．最大観測深度を$L_{max}$，1枚の画像を構成するために用いる超音波ビームの本数を$k$とし，1回のパルス送信でエコー信号を得るとすると，1枚の画像生成にかかる時間$T_{SF}$は，

$$T_{SF} = \frac{2L_{max}k}{c} \tag{4.2}$$

となる．ただし，$c$は音速であり，このときのフレームレートは$1/T_{SF}$となる．

　多段集束法を用い，一方向のパルス送信を$m$回行う場合，このときの画像生成にかかる時間$T_{MF}$は$T_{SF}$の$m$倍となり，

$$T_{MF} = \frac{2L_{max}km}{c} \tag{4.3}$$

となる．この逆数（$1/T_{MF}$）がフレームレートである．

## 4-6 STC

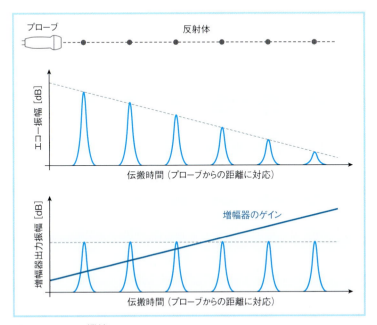

図4-9 ● STCの機能

### 減衰補償の必要性

　超音波は伝搬に伴い減衰する．このため図4-9に示すように，超音波ビーム軸上に反射係数の等しい反射体が並んでいたとしても，プローブに近い反射体のエコー振幅は大きく，プローブから離れた反射体からのエコー振幅は小さくなる．一方，画像を観察する立場では，同じ反射体は同じ輝度で表示されることが望ましい．そこで，エコー信号を増幅する増幅器のゲイン（利得）を時間とともに変化させ，伝搬とともに増加する減衰を補正する．パルスを送信した直後は，プローブのごく近傍からの振幅の大きいエコーが受信されるため，増幅器のゲインは最小に設定する．時間の経過とともに，より遠方からのエコーが順次受信され，その振幅は次第に小さくなるので，増幅器のゲインを次第に大きくする．この調節機能をSTC（sen-

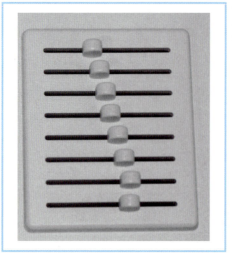

図4-10 ● STC調整のためのスライドボリウムの例

sitivity time control），あるいはTGC（time gain compensation）と呼んでいる．

### STCの操作

　STCのゲイン特性は操作者が調整できるように作られている．多くの診断装置では，図4-10に示すようにスライドボリウムを並べ，深度ごとのゲインが調整できるようになっている．操作者はBモード画像を観察しながら，各深度の画像の輝度が均一になるように，操作者の主観でスライドボリウムを調整する．

　かつての装置では，「スライドボリウムの位置が増幅器のゲインに直接対応しており，これから生体の減衰がある程度把握できる」と説明されていたこともあった．しかし，現在の装置では内部にあらかじめ設定されたSTC特性があり，スライドボリウムはその特性を微調整するように作られているものが多い．このような装置では，スライドボリウムの位置が深部ほど右側（ゲインが大きくなる方向）になるとは限らない．内部設定のSTC特性が被検者の減衰特性に合致していれば，スライドボリウムの位置はすべて中央となるはずで，「深部になるほど右側」という，かつての常識にとらわれるべきではない．

バルスエコー法　**4章**

## 4-7 対数圧縮

### ダイナミックレンジの圧縮

　エコー信号の振幅は状況により大きく異なる．プローブに近い反射体からのエコーの振幅は遠い反射体からのエコーより大きく，骨からのエコーの振幅は生体軟組織からのエコーより大きい．このため，Bモード表示を行うときのエコー信号のダイナミックレンジは100 dB（最小振幅と最大振幅の比が10万倍）にも達する．Bモード表示ではエコー信号の振幅を画面上の輝度に変換して像を生成するが，像を表示するディスプレイも，それを見る我々の眼も，100 dBのダイナミックレンジを持っていない．このため，例えばエコー信号の最大振幅をディスプレイの最大輝度に合わせると，小さな振幅のエコーは真っ暗となり，視認できなくなる．一方，小さな振幅のエコーが視認できるようにディスプレイの輝度を設定してしまうと，ある程度以上の振幅のエコーはすべて最大輝度で表示されてしまい，振幅の違いが認識できなくなる．

　そこで，エコー振幅の大小関係を維持したうえで，振幅の違いを圧縮する．これには，次式で示す対数圧縮が用いられる．

$$（出力振幅）= \log_{10}（入力振幅）\tag{4.4}$$

この入力と出力の関係を**図4-11**に示す．この場合は対数の底が10であるから，入力の値が10倍になると出力の値は 1 増加する．エコー信号のダイナミックレンジが100 dBの場合でも，対数圧縮により0〜5の値で振幅が表現できるようになり，通常のディスプレイでも表示可能となる．かつての診断装置では，図4-11に示したような入出力特性を持った増幅器（対数増幅器）が用いられたが，現在ではディジタル処理で対数圧縮が行われており，画面に表示されるエコーのダイナミックレンジが自在に変更できる．

### ゲインとダイナミックレンジはどう設定するか

　ゲインとダイナミックレンジの設定により，エコー信号振幅のどの範囲をグレースケール表示するかが決まる．これを説明したのが

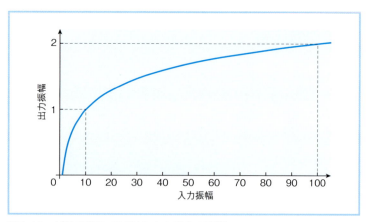

図4-11 ● 対数圧縮における入力と出力の関係

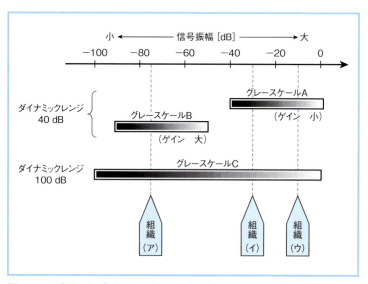

図4-12 ● ゲインとダイナミックレンジで決まるエコーの表示範囲

図4-12である．グレースケールAはダイナミックレンジが40 dBの場合の例で，組織（イ）は暗く，組織（ウ）は明るく表示されるが，組織（ア）は真っ暗となり表示されない．ダイナミックレンジを変えず

にゲインを大きくしたのがグレースケールBである．ゲインを大きくすると振幅の小さな信号が表示されるようになるので，図4-12ではグレースケールが左に移動している．この状態では組織（ア）は暗く，組織（イ）は最大輝度で表示されるが，組織（ウ）も最大輝度で表示され，今度は（イ）と（ウ）の違いが認識できない．ダイナミックレンジを大きくしてグレースケールCのようにすると，三つの組織がそれぞれ異なる輝度で表示される．ただし，わずかな信号振幅の違いは認識しにくくなる．このため，例えば臓器の境界を明瞭にしたい場合には，ダイナミックレンジを小さく設定する．図中では組織（イ）と（ウ）が接していたとき，その境界が最も明瞭となるのはグレースケールAである．

## 4-8 スキャンコンバータ

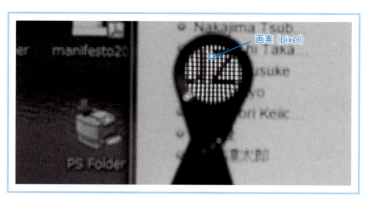

図4-13 ● 画像を構成する画素

### スキャンコンバータの必要性

　液晶ディスプレイの画面をルーペで拡大すると図4-13のように見える．碁盤の目状に並んでいる光る点を画素（pixel）と呼んでおり，ディスプレイでは画素の明るさを一つ一つ指定することにより画像を表示している．カラーディスプレイの場合，画素は赤青緑の領域から構成されており，これらの明るさを調整することでさまざまな色を表現している．

　Bモード表示を行う場合は超音波ビームを走査する．このときの超音波ビームの位置とディスプレイの画素の関係は，例えば図4-14のようになる．超音波ビームの走査はディスプレイの構造とは関係なく行われるため，すべての画素が超音波ビームの通過位置に一致しているわけではない．すなわち図4-14において，エコー情報が得られるのは超音波ビームの位置を示す青線上であり，青線と重なる画素の輝度はエコー情報により決定できるが，青線から外れたほとんどの画素では輝度を決めるエコー情報がない．この状況で青線上の画素のみを描画して像を作ると，隙間の多い非常に見えづらい像となってしまう．そこで，青線上で得られるエコー情報を補間することで，青線の間にある画素の輝度を求め描画する．以上の処理を

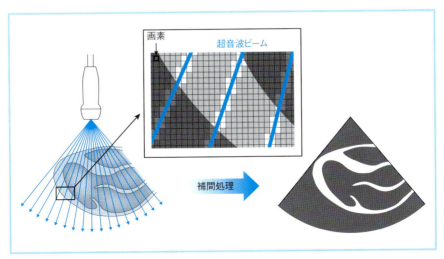

図4-14 ● 画素と超音波ビームの関係

行う機能ブロックをスキャンコンバータと呼んでおり，これにより隙間のないBモード像が得られる．

### スキャンコンバータの機能

スキャンコンバータは，画素と一対一に対応したディジタルメモリと補間演算器により構成される．画像を見やすくするためのエッジ強調やガンマ補正などの画像処理も併せて行われる場合もある．また，エコー情報の空間的な補間を行うだけではなく，フレーム間の補間（時間軸方向の補間）を行う場合もある．フレーム補間により，ディスプレイのフレームレートを低下させることなく，超音波ビームの走査を行うことができるようになる．また，補間によりフレーム数を増やせば，見かけのフレームレートを上げることもできる．ただし，これは「作られた画像」を間に入れることでフレーム数を増やしているだけであり，観察者の眼にやさしい動画像にはなるが，動きの大きな臓器の詳細を観察する場合には注意を要する．

# ドプラ法

5章

## 5-1 連続波ドプラ法の原理

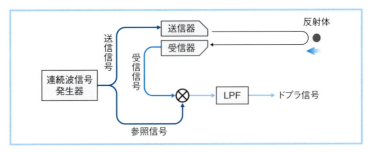

図5-1 ● ドプラ偏移周波数検出の考え方
LPF：low pass filter，低域通過フィルタ．

### ドプラ偏移周波数の検出

　超音波が移動する物体で反射すると，ドプラ効果により送信波と受信波の周波数にずれ（ドプラ偏移周波数）が生じる．生体を観測する場合，このドプラ偏移周波数は送信周波数の0.1％以下となる．ここでは，原理の簡単な連続波ドプラ法について，ドプラ効果によるわずかな周波数差を検出する方法を述べる．

　連続波ドプラ法では送信波に連続波を用いている．超音波は常に送信されており，この状況でエコー信号を受信するために，送信器と受信器が電気的・音響的に絶縁されたプローブが用いられる．アレイ型のプローブを用いる場合には，振動子を送信用と受信用に分けて使用する．

　連続波信号発生器で生成された周波数一定の正弦波信号は，図5-1に示すように送信器に加えられるが，これはドプラ偏移周波数検出のための参照信号としても用いられる．一方，受信器で検出されたエコー信号は，参照信号と掛け算される．

### 二つの正弦波の掛け算

　周波数の異なる二つの正弦波を掛け算すると，それぞれの信号周波数の和の周波数と差の周波数の信号に変換される．図5-2は，

ドプラ法 5章

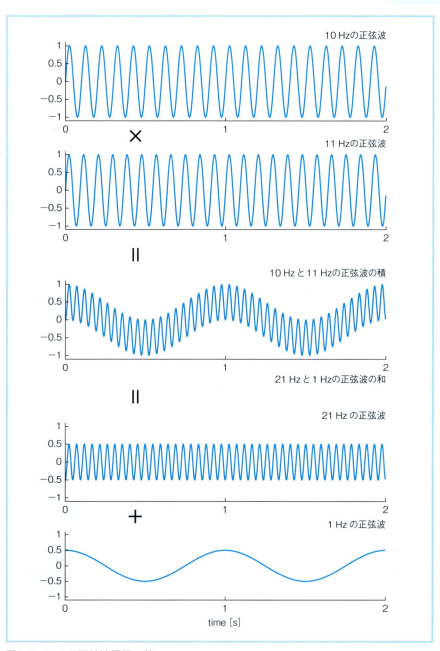

図5-2 ● 二つの正弦波信号の積

10 Hzと11 Hzの正弦波信号を掛け算した例である．得られる積の信号は，元の信号の周波数の和である21 Hzと，同じく周波数の差である1 Hzの正弦波の和で表される．

図5-1において，送信周波数を$f_0$としドプラ偏移周波数を$f_d$とすると，受信周波数は$f_0 + f_d$となり，参照信号との掛け算の処理は次式で表される．

$$A\sin(\omega_0 + \omega_d)t \cdot \sin\omega_0 t = -\frac{A}{2}\{\cos(2\omega_0 + \omega_d)t - \cos\omega_d t\} \quad (5.1)$$

ここで$\omega_0 = 2\pi f_0$，$\omega_d = 2\pi f_d$，$A$は受信信号の振幅である．生体内血流を観測する場合，$f_0$は数MHz，$f_d$は数kHz以下であるから，式5.1の右辺第1項（和の周波数成分）と第2項（差の周波数成分）の周波数は1000倍程度異なる．血流速に対応するのは差の周波数成分であるから，積の信号を低域通過フィルタ（LPF）に通して差の周波数成分のみを取り出す．こうして得られる信号がドプラ信号であり，その周波数は送信と受信の周波数差に一致し，反射体の速度に対応している（式1.23）．ドプラ信号をスピーカに入力すれば，可聴音として聞くこともできる．

### 方向判別の方法

図5-1に示した方法は，観測時間を長くすることでわずかな周波数差でも検出できるという利点があるが，ドプラ偏移周波数の符号，つまり反射体の動きの向き（反射体がプローブに近づいているのか遠ざかっているのか）がわからないという欠点がある．すなわち，ドプラ偏移周波数が$+1$ kHzの場合でも$-1$ kHzの場合でも，同じ1 kHzのドプラ信号が生成される．

動きの向きを検出するには**図5-3**に示す直交検波を用いる．この方法では，直交した（位相が90°（$\pi/2$ rad）ずれた）二つの参照信号を受信信号に掛ける．受信信号を$A\sin(\omega_0 + \omega_d)t$とすると，二つの出力信号$I(t)$と$Q(t)$は次式で表される．

ドプラ法 **5章**

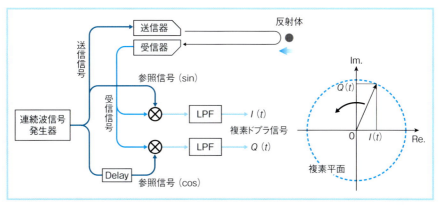

**図5-3** ● 動きの向きを判別するための直交検波
Delay：遅延回路，sin波からcos波を作る．

$$I(t) = [A\sin(\omega_0+\omega_d)t \cdot \sin\omega_0 t]_{LPF}$$
$$= \left[-\frac{A}{2}\{\cos(2\omega_0+\omega_d)t - \cos\omega_d t\}\right]_{LPF}$$
$$= \frac{A}{2}\cos\omega_d t \tag{5.2}$$

$$Q(t) = [A\sin(\omega_0+\omega_d)t \cdot \cos\omega_0 t]_{LPF}$$
$$= \left[\frac{A}{2}\{\sin(2\omega_0+\omega_d)t + \sin\omega_d t\}\right]_{LPF}$$
$$= \frac{A}{2}\sin\omega_d t \tag{5.3}$$

ここで[　]$_{LPF}$は，低域通過フィルタを通過させ，周波数が低い信号のみを取り出すことを意味する．これら二つの信号を複素数の実部と虚部と見なすと，これは複素平面上で回転するベクトルとなる．すなわち，虚数単位をjとすると，

$$\dot{D}(t) = I(t) + jQ(t)$$
$$= \frac{A}{2}(\cos\omega_d t + j\sin\omega_d t)$$
$$= \frac{A}{2}e^{j\omega_d t} \tag{5.4}$$

と表される．$\omega_d$が正のとき複素ベクトルは左回りに回転し，$\omega_d$が

負のときは右回りに回転する．これを複素ドプラ信号と呼んでおり，単にドプラ信号というときは複素ドプラ信号を指す場合が多い．複素ドプラ信号をフーリエ変換すればスペクトルが求められる．左回りと右回りの複素ドプラ信号の成分は，それぞれ正の周波数と負の周波数のスペクトルとして表現される．

連続波ドプラ法には距離分解能がない．したがって，超音波ビーム軸上のすべての動きがスペクトルに反映される．一方，後述するパルスドプラ法のような速度限界は存在しない．このため，超音波ビーム軸周辺の組織構造がある程度把握できている状況で，最高血流速を知りたいといった用途には適している．

> **NOTE**
>
> ● **回転と正弦波**
>
> 正弦波は回転するベクトルの射影です．
>
>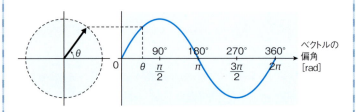
>
> - 50 Hzの正弦波はベクトルが1秒間に50回転したときの射影です．
> - ベクトルの偏角は弧度法（単位はラジアン [rad]）で表すのが一般的です．180°は $\pi$ rad，360°は $2\pi$ radです．
> - 1秒間にベクトルがどれだけ回転するかという意味で表される周波数を角周波数と呼び，$\omega$ で表します．単位は [rad/s] で，$\omega = 2\pi f$ です．
> - 角周波数 $\omega$ の正弦波は $\sin\omega t$ と表されます．
>
>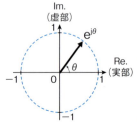
>
> 複素平面上で回転するベクトルは $e^{j\theta}$ と表します．これには以下の関係があります．
>
> $$e^{j\theta} = \cos\theta + j\sin\theta \quad (\text{オイラーの公式})$$
>
> ここで，jは虚数単位です．
> （電気の分野では i ではなく j を虚数単位に用います）

ドプラ法　**5章**

## 5-2 パルスドプラ法の原理

### パルス送信を用いるドプラ法

　距離分解能を得るには送信波にパルスを用いる．パルスドプラ法ではパルスを送信して得られるエコー信号よりドプラ偏移周波数を検出する．**図5-4**にパルスドプラ法における信号処理の概要を示す．パルスドプラ法では，パルスを送信した後にエコーを受信するので，送信器と受信器を同じ振動子で兼用できる．基準となる連続波信号は送信ゲートでパルス化され送信信号となる．また，直交検波の参照信号としても用いられる．ゲートとは電気的にON/OFFが制御できるスイッチと考えればよい．

### レンジゲート

　超音波ビーム内の異なる距離のところに二つの反射体がある場合，それぞれのエコーは時間軸上で分離して検出される．得られた受信信号は直交検波され，レンジゲートで特定の深さに対応した伝搬時間の信号が取り出される．レンジゲートを通過した信号は平均され，一つの複素数データに変換される．図5-4では，青の反射体は送受信器に近づく方向に動いており，黒の反射体は静止しているものとして作図している．パルス送波1周期に生じる反射体の動きを微小と見なせば，青の反射体についての直交検波出力の振幅は一定と見なせ，その位相は反射体の動きに対応して回転する．黒の反射体は静止しているので直交検波出力の振幅と位相は一定である．レンジゲートにより青の反射体の情報のみが切り出され，パルスドプラ信号となる．ドプラ信号は連続信号であるが，パルスドプラ信号は離散信号（とびとびの時刻において値を持つ信号）となる．動きが検出される空間的な位置は，超音波ビームの方向とレンジゲートの深さにより決まる．これらは操作者が設定できる．

### 標本化されたドプラ信号

　もし図5-4において青の反射体のみが存在し，パルスではなく連続波を送信したとすると，ドプラ信号は図5-4のgとhに点線で示し

95

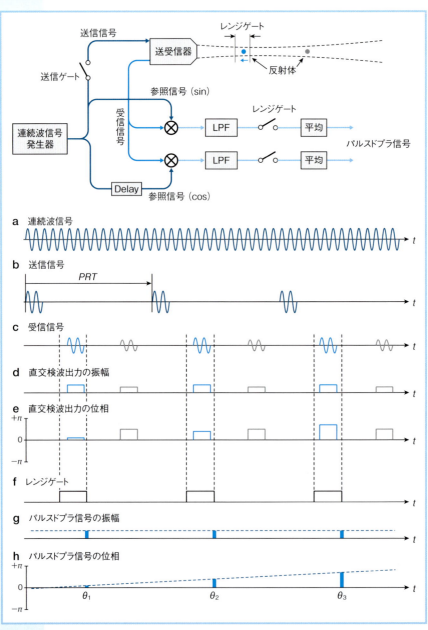

図5-4 ● パルスドプラ法における信号処理
*PRT*：パルス繰返し周期

ドプラ法　**5**章

た連続信号となる．パルスドプラ法では，点線で示した仮想のドプラ信号の標本点（サンプル点）を得ていることになる．1回のパルス送波につき1点の標本点が得られるので，パルスドプラ信号の標本化周波数（単位時間あたりの標本点の数）は送信パルスの繰返し周波数（PRF）に等しくなる．

### ドプラ偏移周波数から求める速度

反射体の速度はパルスドプラ信号の位相変化から求められる．パルスドプラ信号の1番目の標本点の位相を$\theta_1$，2番目の標本点の位相を$\theta_2$とし，その変化量を$\Delta\theta = \theta_2 - \theta_1$とする．また，パルス繰返し周期を$PRT$とすると，ドプラ偏移周波数$f_d$は，

$$f_d = \frac{\Delta\theta}{2\pi PRT} \tag{5.5}$$

となる．このときの反射体速度$v_d$は，

$$v_d = \frac{cf_d}{2f_C} = \frac{c\Delta\theta}{4\pi f_C PRT} \tag{5.6}$$

と表される．ここで，$c$は音速，$f_C$は送信パルスの中心周波数である．

### 伝搬距離の変化量から求める速度

パルスドプラ信号の位相変化と速度の関係は伝搬距離の変化に着目して導くこともできる．$PRT$の間に位相が$\Delta\theta$変化するので，これから求められる時間$PRT$の間に生じた伝搬距離の変化量$\Delta L$は，

$$\Delta L = \frac{\Delta\theta}{2\pi} \cdot \lambda \tag{5.7}$$

となる．ここで，$\lambda$は波長であり，$\lambda = c/f_C$である．これを整理すると，

$$\Delta L = \frac{c\Delta\theta}{2\pi f_C} \tag{5.8}$$

となる．この伝搬距離の変化量は時間$PRT$の間に生じ，また反射体の移動量は伝搬距離の変化量の半分であることを考慮すると，反射体速度$v_d$は，

$$v_d = \frac{\Delta L}{2PRT} = \frac{c\Delta\theta}{4\pi f_C PRT} \tag{5.9}$$

となり，当然のことながら式5.6と一致する．

## 5-3 パルスドプラ法における限界

### 標本化により生じる限界

　パルスドプラ法で得られるのはドプラ信号の標本点であり，とびとびの時刻における不完全な情報であると感じるかもしれない．信号の標本化については標本化定理により説明されており，標本化する信号の最大周波数が標本化周波数の1/2倍を超えないという条件の下では，標本点から元の信号が復元できることが保証されている．すなわち，この条件が満たされる範囲では，得られるパルスドプラ信号が持つ情報は連続波ドプラ法における場合と同等であり，不完全ではない．ただし，正しく検出できるドプラ信号の周波数は制限されており，この点が連続波ドプラ法の場合とは異なる．

　パルスドプラ法で正しく検出できるドプラ偏移周波数$f_d$の範囲は，標本化定理の条件を満たす範囲で決まり，パルス繰返し周期$PRT$を用いて次式で表される．

$$|f_d| < \frac{1}{2PRT} \tag{5.10}$$

したがって，正しく検出できるドプラ速度の範囲は，

$$|v_d| < \frac{c}{4f_c PRT} \tag{5.11}$$

あるいは，

$$|v_d| < \frac{c \cdot PRF}{4f_c} \tag{5.12}$$

と表される．ただし，$PRF$は送信パルスの繰返し周波数であり，$PRF = 1/PRT$である．

### 速度範囲を大きくするには

　ここで，正しく検出できるドプラ速度の範囲を大きくする方法について考えてみよう．式5.11が示すとおり，ドプラ速度の範囲は$c$，$f_c$および$PRT$により決まっているが，$c$は伝搬媒質により決まるため，この値を動かすことはできない．したがって，$f_c$か$PRT$を小さくすれば速度範囲を大きくできる．パルスドプラ法やカラードプラ

法において送信パルスの中心周波数$f_C$が低めに設定されているのはこのためであるが，$f_C$を小さくすると空間分解能が劣化する．実際にはある程度の空間分解能は維持する必要があり，$f_C$を下げることには限度がある．一方，$PRT$を小さくしても速度範囲は大きくできる．ただし，$PRT$は最大観測深度$L_{max}$も決定しており，これは次式で表される．

$$L_{max} = \frac{c \cdot PRT}{2} \tag{5.13}$$

すなわち，$PRT$を小さくすると観測深度も浅くなり，深部の観測が困難となる．実際の装置における$f_C$と$PRT$は，これらを考慮して決定する．

---

**NOTE**

● **標本化定理**

　テレビやCDでは音声信号をディジタル量で扱っています．もともとはアナログ量である音声信号をディジタル量に変換するとき，標本化（サンプリング）が必要です．

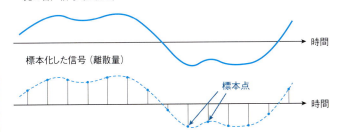

　標本化とは元の信号から一定の時間間隔で値を取り出すことです．取り出したとびとびの時刻の値を標本点と呼び，1秒あたりの標本点の数を標本化周波数と呼びます．元の信号が標本化周波数の1/2以上の周波数成分を含まない場合，元の信号は標本点から完全に復元できることが証明されています．これが標本化定理です．

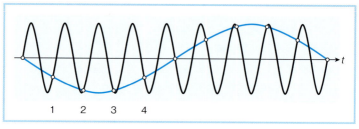

図5-5 ● 正弦波におけるエイリアシング

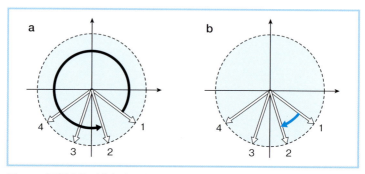

図5-6 ● 回転するベクトルにおけるエイリアシング

### エイリアシング

　反射体のドプラ速度が式5.11に示す範囲を超えると，信号の復元条件が満たされなくなる．このときの状況を示したのが図5-5である．黒で示した正弦波を等しい時間間隔で標本化したときの標本点を丸（○）で示している．この標本点は青色で示した正弦波の標本点と一致する．すなわち，黒で示したドプラ信号を生じる高速の反射体が，青色で示したような遅い動きとして観測されることになる．これをエイリアシング，あるいは折り返し現象と呼ぶ．

　エイリアシングは回転するベクトルを用いると考えやすい．図5-5における時刻1〜4の黒色で示した信号は，図5-6のように回転ベクトルで表される．時刻1から2に至る黒色の正弦波信号は，図5-6aに示す左回りの回転に相当する．ただし，時刻1と2のベクトルだけを見た場合，図5-6bに示すような右回りの回転とも解釈で

き，これに相当するのが図5-5に青色で示した正弦波信号となる．

　一般的に周波数$f_0$の信号を標本化周波数$f_s$で標本化した場合，その標本点は次式で表される周波数$f$の正弦波の標本点と一致する（標本点間で1回転する周波数が標本化周波数である）．

$$f = f_0 + n f_s \qquad (5.14)$$

ここで$n$は整数であり，$n \neq 0$の場合の周波数の正弦波は，すべて周波数$f_0$の正弦波と見なされてしまう．こうして，高速の動きが低速の動きとして誤って観測される．

## 5-4 ドプラスペクトルの表示

### 速度分布を求めるためのフーリエ変換

　1個の反射体が超音波ビーム内を等速で移動するとき，生成されるドプラ信号は単一の回転成分の信号となり，その周波数（回転速度）が反射体速度に対応する．これに対し，血流のように多数の反射体（赤血球）があり，それらの速度が同一ではなく，何らかの分布を持っている場合，ドプラ信号はそれぞれの反射体速度に対応した回転成分の総和となる．

　こうした信号について，どの程度の周波数成分（回転成分）が，どの程度含まれているかを解析する作業を周波数分析と呼ぶ．このための方法として，次式で示されるフーリエ変換が一般的に用いられている．

$$\dot{F}(\omega) = \int_{-\infty}^{\infty} \dot{f}(t)\,e^{-j\omega t}dt \tag{5.15}$$

ここで$\dot{f}(t)$は時間領域における複素信号（ここではドプラ信号）であり，$\dot{F}(\omega)$はそのスペクトル，$\omega$は角周波数である．スペクトルとは，どの程度の周波数の成分がどの程度の振幅で含まれているかを示す関数である．フーリエ変換では，振幅を調べたい周波数の回転成分を生成し，これと$\dot{f}(t)$との相関よりスペクトルを求めている．

### 実際の計算に用いる高速フーリエ変換

　計算機でフーリエ変換を行う場合には，$\dot{f}(t)$と$\dot{F}(\omega)$は標本化されており，とびとびの時刻の信号のデータから，とびとびの周波数におけるスペクトルの値を求めることになる．この演算を効率良く行うために，高速フーリエ変換（fast Fourier transform：FFT）と呼ばれるアルゴリズムが広く用いられている．FFTでは$\dot{f}(t)$および$\dot{F}(\omega)$の標本点の数が $2^n$個の場合に適用できる．例えば**図5-7**に示すように，32個の標本点の$\dot{f}(t)$からは，32個の$\dot{F}(\omega)$の標本点が求められる．$\omega = 0$ chにおけるスペクトルの振幅は直流成分の振幅を示している．$\omega = 1$ chにおけるスペクトルの振幅は，32個の標本点で扱われる信号長でちょうど1周期となる正弦波の周波数の成分の振

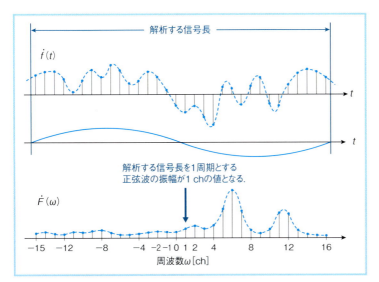

図5-7 ● FFTの概要

幅を示している．$\omega = 2$ chの周波数は解析する信号長が2周期となる正弦波の周波数となる．したがって，FFTにおける周波数分解能は解析する信号長で決まる．32個の標本点の場合，$\omega = 16$ chの周波数は標本化周波数の1/2となる．

　パルスドプラ信号のスペクトル表示を行うには，FFTに用いる標本点数と同じ回数のパルス送受信を行い，パルスドプラ信号を生成してFFTによりスペクトルを求める．これを繰り返して行い，**図5-8**に示すようにスペクトルの振幅を輝度に変換して表示する．縦軸をドプラ周波数（速度に対応），横軸を時間として，逐次データを更新することで，リアルタイムでの血流速分布が観測できる．

　Mモード表示の場合と同様に，スペクトル表示だけではどの場所の血流を観測しているのかわからなくなる．そこで現在の装置では，Bモード表示のためのパルス送受信と信号処理も併せて行い，スペクトル表示とBモード表示が同時に観察できるようになっている．これにより，パルスドプラ法のための超音波ビームとレンジゲートの位置は，Bモード画像上に表示されたカーソルで設定できる．

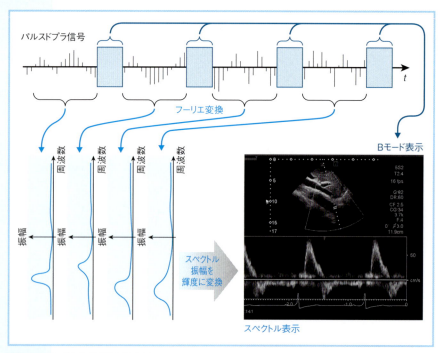

図5-8 ● スペクトル表示の方法
(画像は神戸大学大学院医学研究科循環器内科学分野　松本賢亮先生からのご提供による)

## 5-5 スペクトル表示におけるエイリアシング

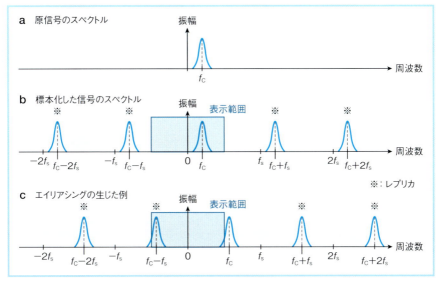

図5-9 ● 周波数領域におけるエイリアシングの説明

### エイリアシングはどう表示されるか

パルスドプラ信号は標本化された信号である．したがって式5.14に示したように，標本化周波数の整数倍ほど周波数の異なる信号の標本点は一致し，同じ信号と見なされる．この現象を周波数領域で説明したのが図5-9である．原信号のスペクトルの中心周波数を$f_C$とすれば，周波数領域ではスペクトルが図5-9aのように表される．これを標本化すると，$f = f_C + n\,f_s$の周波数の信号も同じ標本点となる．別の見方をすれば，$f = f_C + n\,f_s$の周波数の信号もすべて存在することになり，周波数領域では図5-9bのように標本化周波数$f_s$の間隔で原信号スペクトルのレプリカが並んだ表現となる．一般にスペクトルの表示範囲は$-f_s/2 \sim f_s/2$であるから，この範囲にレプリカが侵入しなければスペクトルは正しく表示される．原信号の中心周波数が大きくなると，図5-9cに示すように，レプリカのスペクトル

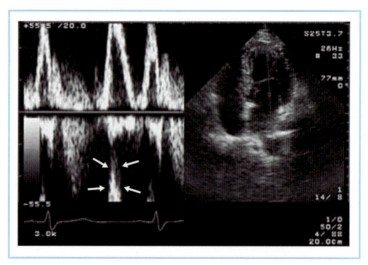

図5-10 ● エイリアシングの生じたスペクトル表示の例
(瀬尾育弐, 八木登志員：Part 1.第1章B.超音波ドプラ法の基礎. 吉川純一編, 臨床心エコー図学(第3版), 文光堂, 東京, p24, 2008より引用)

が表示範囲に侵入してくる．これがスペクトル表示におけるエイリアシングであり，図5-10に示すように，上方にはみ出したスペクトルが下方から出てくる表示となる．

### ベースラインシフト

　エイリアシングにより生じたスペクトルのはみ出しを回避する方法の一つに，ベースラインシフトがある．これは図5-11に示すように，スペクトルの表示範囲を周波数軸上でずらす方法であり，上端か下端のどちらか片方のみにスペクトルがはみ出す状況であれば，これによりある程度修正できる．

ドプラ法 | 5章

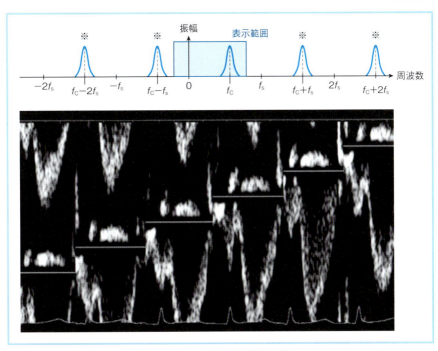

図5-11 ● ベースラインシフトによるエイリアシングの回避
(画像は瀬尾育弐, 八木登志員：Part 1.第1章B.超音波ドプラ法の基礎. 吉川純一編, 臨床心エコー図学(第3版), 文光堂, 東京, p24, 2008より引用)

## 5-6 HPRF法

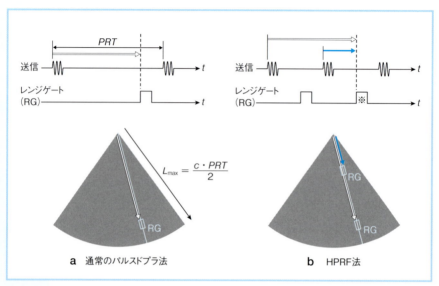

図5-12 ● HPRF法

### 高速血流を観測する方法

パルスドプラ法において検出可能な最大速度は，送波中心周波数，パルス繰返し周波数，および媒質中の音速により決まる（式5.12）．媒質中の音速は操作者が決定できるパラメータではなく，また送波中心周波数も別の要因で決定されたと仮定する．この状況でより高速のドプラ速度を観測するには，現状ではパルス繰返し周波数を高くするしか方法がない．これを行う方法が図5-12に示すHPRF法（high pulse repetition frequency method）である．

### 距離分解能に生じる曖昧さ

通常のパルスドプラ法では，図5-12aに示すように，パルス繰返し周波数（周期）は最大観測深度から決定される．これに対しHPRF法では図5-12bに示すように，最大観測深度とパルス繰返し周波数

の関係を無視して強制的にパルス繰返し周波数を高く設定する。これによりパルスドプラ信号の標本化周波数は高くなり，検出可能な最大ドプラ偏移周波数も高くなる。ただし，距離分解能に曖昧さが生じる。すなわち，図5-12bに※で示したレンジゲートには，その直前の送波により生じたエコー信号に加えて，一つ前の送波により生じたエコー信号も加わることになる。白矢印と青矢印で示した二つの伝搬時間に相当する距離に二つのレンジゲートが設定されることになり，表示されるスペクトルはこれら二つのレンジゲート内の動きが重ね合わされたものとなる。したがって，片方のレンジゲートを観測したい血流の位置に設定し，もう片方のレンジゲートは血流が存在しない領域に設定されるようにする。このように，HPRF法では複数のレンジゲートがどこに設定され，その場所がどのような性状であるか，操作者は常に意識する必要がある。

## 5-7 スペクトル表示のための信号処理

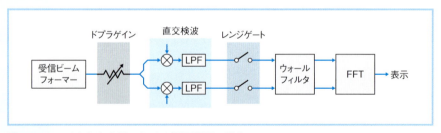

図5-13 ● スペクトル表示のための信号処理の流れ

### ドプラゲインとミラーイメージ

　スペクトル表示を行うパルスドプラ法の信号処理の流れを図5-13に示す．受信ビームフォーマーの出力はまず直交検波される．ドプラゲインは直交検波に入力される信号の大きさを調整している．ドプラゲインが過大な場合，後段の信号処理において信号が飽和し，図5-14に示すように，速度ゼロの線を軸として対称な位置に虚像が生じる．これをミラーイメージと呼んでおり，表示の妨げになるのでこれが生じないようにドプラゲインを調整する．

　直交検波の出力信号はレンジゲートにより切り出される．レンジゲートの位置と長さは操作者が設定できる．レンジゲートと超音波ビームの径で決まる領域をサンプルボリュームと呼んでおり，この領域内にある反射体の動きがパルスドプラ信号に反映される．

### ウォールフィルタ

　レンジゲートの処理により生成されたパルスドプラ信号は，ウォールフィルタと呼ばれる高域通過フィルタに通される．このフィルタは生体軟組織や骨などからのエコーによる直流に近い低周波の信号成分を除去するために用いられる．こうした血流以外の組織は血流よりも低速で動くため，高域通過フィルタでこれらの信号成分が除去できる．ドプラ信号処理がアナログ回路で構成されていた時代では，ウォールフィルタはダイナミックレンジを確保するた

| | ドプラ法 | **5章** |

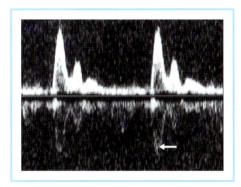

図5-14 ● スペクトル表示におけるミラーイメージ
(瀬尾育弐, 八木登志員:Part 1.第1章B.超音波ドプラ法の基礎. 吉川純一編, 臨床心エコー図学(第3版), 文光堂, 東京, p23, 2008より引用)

めの重要な処理であったが，現代の装置ではディジタルで信号処理されるので，その必要性は低下している．ただし，ミラーイメージが発生したときは，ウォールフィルタの特性を変更することでミラーイメージが抑圧できる可能性はある．ウォールフィルタを通過した信号はFFTにより周波数分析され，そのスペクトルが表示される．

## 5-8 カラーフローマッピング（CFM）

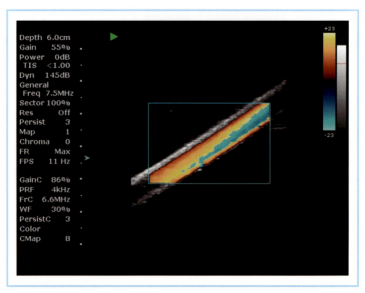

**図5-15 ● CFM画像**
シリコンチューブに疑似血液を流して観察したもの．青い部分ではエイリアシングが生じている．

### カラーフローマッピングの難しさ

　図5-15のようにBモード表示の上に，血流速の大きさと向きをカラーで表示する方法をカラーフローマッピング（あるいはカラーフローイメージング，カラードプラ法；color flow mapping，以下CFMと記述）と呼んでいる．スペクトル表示を行う方法と比較すると，パルス送受信と直交検波の処理は共通であるが，周波数分析の方法が異なり，FFTを用いない．この方法は，血流を表すカラー表示をリアルタイムに（動画として）観察したい，という要求に応えたものである．

　ここで，スペクトル表示の場合と同様にFFTにより周波数分析を行ってCFMを実現しようとした場合，何が問題となるか考えてみ

る．まず前提として，15 cmの深さまで観測するものとし，これより
送信パルスの繰返し周期は0.2 msとなる．FFTで周波数分析をする
には，例えば64点の標本点を用いるので，これを得るには1方向に64
回のパルス送受信が必要である．これにより，1本の超音波ビーム軸
上の速度情報が得られるが，これにかかる時間は0.2 ms×64回＝
12.8 msとなる．断層像としてのCFM画像を生成するには，さらに
超音波ビームを走査する必要がある．例えば，100方向の超音波ビー
ムで1画像を構成する場合，これにかかる時間は12.8 ms×100方向
＝1.28 sとなり，もはや動画とはならない．動画として表示するに
は，1秒あたり最低でも10枚程度の画像が必要である．したがって，
そのためには1方向へのパルス送受信回数を削減するか，1画面を構
成するのに用いる超音波ビームの数を削減する必要がある．

## 少ない数の標本点を用いた速度推定

　前述の試算において，1枚の画像表示に1秒以上の時間を要する最
大の理由は，FFTに用いる標本点を得るために，1方向へ多数回の
パルス送受信を行っている点にある．FFTではさまざまな周波数に
おける信号成分の大きさ(すなわち速度の分布)を求めるために多く
の標本点を必要とするが，CFMにおいて必要なのは，その場所を代
表する速度(例えば平均速度)である．そこで，CFMではドプラ信号
の位相回転に着目し，少ない数の標本点から平均的なドプラ偏移周
波数を求めている．

　図5-16は，4回のパルス送受信により得られる4個のドプラ信号
標本点($\dot{D}_1$〜$\dot{D}_4$)からドプラ偏移周波数を求める方法を示している．
ドプラ偏移周波数は，例えば標本点$\dot{D}_1$と$\dot{D}_2$のなす角を分度器で測
り，これをパルス繰返し周期で割れば求められる．ただし，標本点
間のなす角は雑音や干渉による影響により変動するので，2点のみ
ではなく，より多くの標本点を用いて平均する必要がある．しかし，
角度を求める作業は比較的計算量が多いので，その回数を減らした
い．そこで図5-16に示すように，相続く二つの標本点の共役の積を
求め，これらを加算して得られる合成ベクトルの偏角からドプラ偏
移周波数を求めている．この方法は自己相関法と呼ばれており，こ
れにより8回程度のパルス送受信で反射体の速度を求めることがで

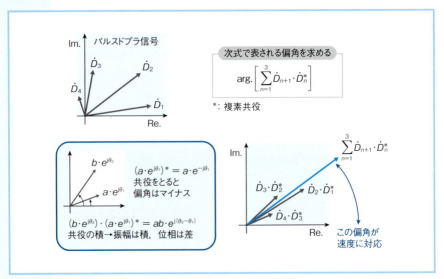

**図5-16** ● ドプラ偏移周波数を求めるための自己相関法

き，リアルタイムでのCFM画像生成が可能となった．

　CFM画像の生成に用いる超音波ビームの数も，フレームレートに影響する．自己相関法により同一方向へのパルス送受信は8回程度に抑えられるが，この回数はBモード画像生成の場合よりも多い．したがって全画面でCFM表示を行うのではなく，必要な領域のみCFM表示を行うことでフレームレートの向上が図られている．CFM表示領域は操作者が設定でき，CFM表示領域の幅を狭くするほどフレームレートは向上する．

## 5-9 CFMにおけるMTIフィルタの必要性

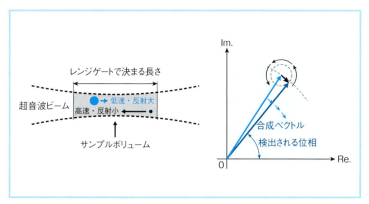

図5-17 ● 二つの反射体で生成されるドプラ信号

### CFMにおける速度推定の性質

　CFMでは，パルスドプラ信号の位相回転から反射体の動きを検出している．この方法は，反射体が一つと見なせる場合（多数の反射体が同じ速度で動いている場合）には問題ないが，複数の反射体が異なる速度で動いている場合には問題が生じる．ここで図5-17に示すように，サンプルボリューム内に二つの反射体が入っている状況を考えてみよう．青の反射体は反射強度が大きく低速で動いているものとし，黒の反射体は反射強度が小さく高速で逆方向に動いているものとする．このときのパルスドプラ信号は，それぞれの反射体の動きに対応した二つの回転ベクトルの和として表される．したがって，検出されるパルスドプラ信号の位相回転は，反射強度の大きい青の反射体の動きを反映したものとなり，黒の信号成分は青の信号成分の位相にいくらか変動を与えているだけ，という状況となる．すなわち，位相回転から速度を検出する方法では，振幅の大きいエコー信号が支配的となり，振幅の小さいエコー信号は隠されてしまう結果となる．

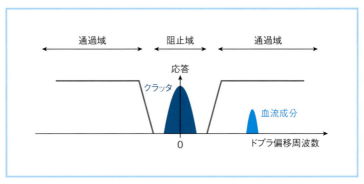

図5-18 ● MTIフィルタの周波数特性

## クラッタ

　生体内の血流を観測する場合，サンプルボリューム内に弁などの軟組織が入り込むと，ちょうど図5-17に示した状況となる．また，サンプルボリュームが軟組織の存在しない心腔内に設定されていても，空間分解能の曖昧さにより同様の状況となる．超音波診断装置では超音波をビーム状に絞ることで方位分解能を得ているが，ビーム外からのエコーが完全に遮断されるわけではなく，感度は低いが受信されている．また，パルスを送受信することで距離分解能を得ているが，一つ前のパルス送信による残響もいくらか含まれている．生体軟組織のBモード像を観察する場合は，こうした空間分解能の曖昧さはあまり問題にならないが，血流を観測する場合は血流からのエコーが微弱であるために大きな問題となる．サンプルボリューム内では感度は高いが，血球での反射強度は小さく，血球からのエコー信号は微弱である．一方，サンプルボリューム外の感度は低いが，そこに反射強度の大きな軟組織や骨などがあると，ある程度の振幅のエコー信号となる．この信号成分をクラッタと呼ぶが，位相を用いた速度検出を妨害する．多くの場合，血流成分の振幅よりもクラッタ成分の振幅の方がはるかに大きいので，何も対策しない状況では血流ではなくクラッタ発生源の速度を検出してしまうことになる．

ドプラ法　**5章**

## クラッタを除去するMTIフィルタ

そこで，**図5-18**に示すような特性の高域通過フィルタを用いて，パルスドプラ信号からクラッタを除去し，その後に図5-12で示した方法で位相回転からドプラ偏移周波数を求めている．クラッタの発生源の速度は一般に血流よりも低速であるから，ドプラ偏移周波数は血流の場合よりも低くなるので，高域通過フィルタでクラッタが抑圧できる．このフィルタをMTI（moving target indication）フィルタと呼んでおり，CFMを行ううえでは必須の構成要素となる．MTIフィルタは，単に速度差から信号成分を弁別するものなので，低速の血流を観測しようとするときはクラッタ発生源との速度差が小さくなり弁別が難しくなる．

# 安全性

6章

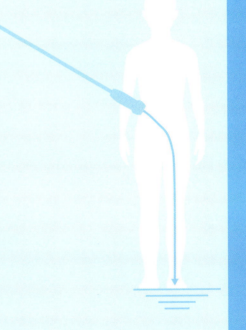

## 6-1 超音波の生体作用

表6-1 ● 音の強さの表し方

| | | 空　間 | |
| --- | --- | --- | --- |
| | | 平　均<br>(SA：spatial average) | ピーク<br>(SP：spatial peak) |
| 時間 | 平　均<br>(TA：temporal average) | $I_{SATA}$ | $I_{SPTA}$ |
| | ピーク<br>(TP：temporal peak) | $I_{SATP}$ | $I_{SPTP}$ |

　超音波洗浄器にアルミ箔を入れて動作させると，アルミ箔に無数の小さな穴が空く．このことは強力な超音波がものを壊す力を持っていることを示している．一方，診断のために超音波を生体に入射させる場合は，超音波により生体に不可逆な変化が生じることは避けねばならない．こうした音響的な作用は，超音波の生体に対する機械的作用と熱的作用が主な要因となるので，安全性についてもこれら二つの要因について考える．

### 超音波の強さ

　機械的作用あるいは熱的作用のいずれを考える場合も，生体の受ける作用は超音波の強さ（intensity）に依存する．超音波の強さは，音波の進行方向に垂直な単位面積を単位時間に通過する音波のエネルギーとして定義されており，その単位は［W/cm$^2$］である．ただし超音波診断装置で用いられるのは主としてパルス超音波であるから，ある場所の超音波の強さは時間により変化し，また超音波ビームを集束させているために同一時刻においても場所により異なる強さとなる．したがって超音波の強さを表す場合は，それが平均値であるのかピーク値であるのかを時間と空間の両方について区別して考える必要がある．これを整理したのが表6-1である．空間平均とは図6-1に示すように超音波ビームの断面積にわたって平均した音の強さを表し，空間ピークとは音場における音の強さの最大値を表

安全性 6章

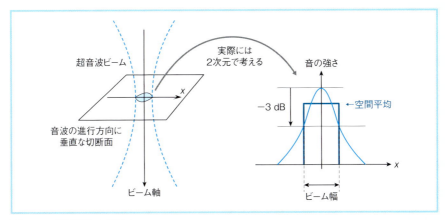

図6-1 ● 空間平均の考え方

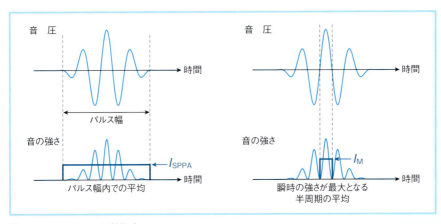

図6-2 ● $I_{SPPA}$ と $I_M$ の考え方

す．時間平均とは超音波を送信していない時刻も含めた時間平均値であり，パルス幅やパルス繰返し周期により変化する．例えば $I_{SATP}$ は，spatial average temporal peak intensity を省略したものであり，超音波ビームの断面積にわたって平均した音の強さの時間最大値の意味である．また図6-2は，パルス幅内での時間平均である $I_{SPPA}$（spatial peak pulse average intensity）と，$I_M$（maximum intensity）の考え方を示している．

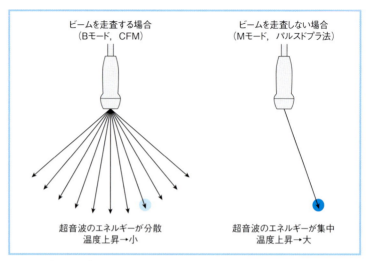

図6-3 ● 超音波ビームの走査と温度上昇

### キャビテーション

　超音波の機械的作用（非熱的作用とも呼ばれる）には，音波による媒質圧力の増減や放射圧による力の発生が考えられるが，安全性を脅かす主な要因はキャビテーションである．キャビテーションとは超音波の強い負音圧により媒質が引っ張られ微小な空洞ができ，これが急激な収縮をしたときに強い衝撃波が発生する現象である．超音波洗浄器はキャビテーションを利用して汚れを落としているが，生体内でキャビテーションが発生すると細胞や組織が損傷する可能性がある．また，水の熱分解によるヒドロキシラジカル（・OH）の生成などの音響化学作用も生じるので，診断目的の場合，超音波照射によるキャビテーションの発生は避けねばならない．キャビテーションは，負音圧が同じなら周波数が低い方が発生しやすく，また媒質中に微小気泡が存在する場合も発生しやすくなる．

### 生体の温度上昇

　超音波の熱的作用は生体組織の吸収減衰により生じ，減衰により失われた音波のエネルギーは熱に変換され，生体の温度が上昇する．機械的作用が生じる閾値は超音波の強さのピーク値に依存する

安全性　**6章**

が，熱的作用は超音波の強さの時間平均値に依存する．強い超音波ほど温度上昇は大きくなるが，これ以外のさまざまな要因が温度上昇に関連している．例えば，BモードやCFMのように超音波ビームを走査する方法では，**図6-3**に示すように超音波エネルギーが分散されるため温度上昇は小さいが，Mモードやパルスドプラ法のようにビームの位置を固定して観測する方法では超音波エネルギーが一つのビーム軸に集中するため，温度上昇は大きくなる．

　また，減衰の大きい骨では生体軟組織よりも温度上昇が大きくなる．さらにパルス繰返し周波数を大きくしても，単位時間に与えられるエネルギーが増加するため温度上昇は大きくなる．このためパルスドプラ法において速度範囲を広くしたり，HPRF法を使用すると温度上昇が大きくなる．温度上昇は血液灌流の状況にも依存する．発熱量が同じであっても，灌流の良い組織では血液により冷却され，温度上昇は小さくなる．

123

## 6-2 機械的作用と熱的作用の指標

### 安全性に関する指標の必要性

　超音波の生体に対する機械的作用や熱的作用はいずれも超音波の強さに依存する．ただし前述のように，超音波の強さのみでキャビテーションの発生や温度上昇が決まるわけではなく，周波数や走査方式などのさまざまなパラメータにも依存している．このため，超音波の強さを超音波診断装置で表示したとしても，生体に対してどの程度のリスクがあるのかを即座に判断するのは難しい．そこで，キャビテーション発生の可能性や温度上昇の程度を直接的に表す指標が考案された．これがMI（mechanical index）とTI（thermal index）である．MIとTIは，そのときに使用しているプローブや超音波診断装置の設定によりさまざまに変化するので，装置ではリアルタイムにこれらを計算し表示するようになっている．

### 機械的作用の指標

　MIは機械的作用の可能性を示す指標であり，次式で定義されている．

$$\mathrm{MI} = \frac{P_\mathrm{r}}{\sqrt{f_0}} \tag{6.1}$$

ここで$P_\mathrm{r}$は生体での減衰を考慮した超音波の最大負音圧であり，[MPa]で表した値を用いる．また$f_0$は超音波の送信周波数であり，[MHz]で表した値を用いる．前述したように機械的作用として重要なのはキャビテーションであり，最大負音圧はその発生に強く関連している．また，周波数が低くなると負音圧となる時間が長くなり，媒質を引っ張ることに費やされる音波のエネルギーも増大する．これを考慮してさまざまな周波数におけるキャビテーション発生の可能性を示す指標とするために，使用する周波数における最大負音圧を，負の半周期のエネルギーが等しい1 MHzの正弦波の最大負音圧に換算したのがMIである（**図6-4**）．このために分母に$\sqrt{f_0}$が入っている．

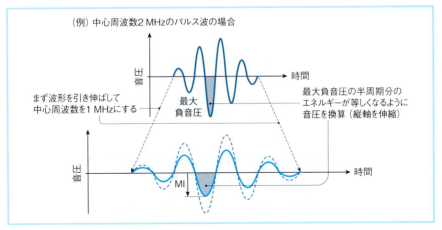

図6-4 ● MI の考え方

### 熱的作用の指標

TIは熱的作用を表す指標であり,超音波照射により生体の温度をどの程度上昇させる可能性があるかを示している.TIは次式で定義されている.

$$\mathrm{TI} = \frac{W_0}{W_{\mathrm{deg}}} \quad (6.2)$$

ここで,$W_0$ は超音波出力値であり,$W_{\mathrm{deg}}$ は温度上昇が最大となる位置において生体組織の温度を1℃上げるのに必要な超音波出力値である.$W_{\mathrm{deg}}$ の値は走査方式や超音波ビームの形状などさまざまな条件により変化する.また,対象とする組織での減衰にも依存するので,部位別に以下の3種類の指標を使い分ける.

- **TIS**(TI for soft tissue)…軟部組織(骨以外の組織)のTI
- **TIB**(TI for bone)…深部に骨がある場合のTI
- **TIC**(TI for cranial bone)…頭蓋骨のTI

生体の温度上昇は照射する超音波の条件のみで決まるのではなく,血液の灌流等も複雑に関与している.このため,TI=2という表示は,温度上昇が2℃であることを示すのではなく,温度上昇がTI=1の場合よりも大きいという意味であり,温度上昇の危険性を操作者に知らせることを意図したものである.

## 6-3 安全性に関するガイドライン

　超音波診断装置は安全性の高い無侵襲の診断法として広く普及しており，過去数十年にわたり診断用超音波で障害が発生したとの報告はない．ただし，前述のように，強すぎる超音波は，生体に有害な作用を及ぼす可能性がある．"どの程度の強さの超音波まで使用が許されるのか"という問題について，さまざまな検討が行われてきた．

### ガイドラインの変遷

　米国超音波医学会は1974年に「これまで，$I_{SPTA}$ 100 mW/cm$^2$未満の超音波を照射された哺乳動物組織に有意な生体作用が生じたという報告はない」という見解を示した．また日本超音波医学会は1984年に，「周波数が数MHzの領域において，超音波の照射時間が10秒〜1時間半の間で，再現性のある確かな文献の検討から得られた生体作用を示す最小超音波強さの値は，連続波超音波照射の場合1 W/cm$^2$，パルス超音波照射の場合$I_{SPTA}$ 240 mW/cm$^2$」という見解を示している．

　世界超音波医学生物学学術連合（WFUMB）では熱的作用と機械的作用とに分けて検討し，ガイドラインを報告している．その概要を以下に示す．

- 生体への熱的作用は，温度の上昇幅だけではなく照射時間にも依存する．
- 体内での温度上昇が1.5℃以下であれば，長時間継続しても問題ない．しかし，4℃以上の温度上昇が5分間以上継続すると，胚や胎児に対してリスクがある．
- 肺組織表面の音圧が1 MPaを超えると予想される場合，潜在的に危険であると考えるのが望ましい．
- 超音波造影剤(微小気泡)が生体内に存在するとキャビテーションの発生閾値が低下するので，MIと照射時間は必要最小限にすべきである．

安全性　6章

## 表6-2 ● FDA510(k)における超音波診断装置の超音波強さの上限値

| | FDA's pre-amendment level (1987) | | | Track 3 (1997) | | | |
|---|---|---|---|---|---|---|---|
| | $I_{spta.3}$ (mW/cm²) | $I_{sppa.3}$ (W/cm²) | $I_m$ (W/cm²) | $I_{spta.3}$ (mW/cm²) | $I_{sppa.3}$ (W/cm²) | | MI |
| Peripheral vessel | 720 | 190 | 310 | 720 | 190 | or | 1.9 |
| Cardiac | 430 | 190 | 310 | 720 | 190 | or | 1.9 |
| Fetal imaging and other* | 94 | 190 | 310 | 720 | 190 | or | 1.9 |
| Ophthalmic | 17 | 28 | 50 | 50 | (TI**≦1.0) | | 0.23 |

*Abdominal, Intraoperative, Small Organ (breast, thyroid, testes), Neonatal Cephalic, Adult Cephalic.
TI**=max.(TIS at surface, TIC)

（工藤信樹, 山本克之：超音波の安全性について. 超音波医学 35(6)：627, 2008より引用）

　1987年，米国食品医薬品局（FDA）は部位別の超音波の強さの上限を設けた．これを**表6-2**に示す．この規制値は1997年に改定され，Track 3と呼ばれる装置クラスが設けられた．このクラスはTIとMIの値を画面上にリアルタイム表示する機能を備えた装置を対象としており，眼科応用以外の部位別規制が撤廃され，一律に最も大きい上限値が設定された．

## より現実的な考え方へ

　超音波の安全性のみを考えれば，十分に弱い超音波を用い，TIとMIが常に低値となる診断装置を作ればよいことになる．しかし一方で，そうした診断装置では十分な診断情報が得られないというリスクも生じる．そこで，「超音波照射が生体にもたらすリスクと，必要な診断情報が得られない画質で診断することのリスクを天秤にかけ，操作者が適切な超音波の強さを決定する」という考え方へと変更された．これにより，短時間であれば強い超音波を用いて高画質の診断画像を得ることが許されることになる．しかし言い換えれば，このクラスの超音波診断装置は，どのような条件で使用しても常に安全性が保証されている装置ではないことを意味する．一見すると規制が緩和されているかのようにもみえるが，多様な音響パラメータ（超音波の強さや音圧など）と生物学的影響との関係が完全には明らかになっていない現状では，むしろ合理的な判断といえよ

う．この考え方に基づいて，超音波診断装置の安全性に関する個別規格「IEC 60601-2-37」が作成され，これが邦訳された「JIS T 0601-2-37：2013」が日本における国内規格となっている．

　検査に使用する超音波の強さは，生体作用の生じるリスクと診断情報の有効性に配慮して，操作者が適切に調整する．造影剤を使用する場合や，肺を照射する可能性のある心臓走査，腸管ガスのある腹部の走査においては，MIを低く保つことが重要である．また，妊娠初期の走査や発熱している患者の走査，ほとんど灌流がない組織の走査では，TIを低く保つよう配慮が必要である．また妊娠中・後期の走査や骨に照射する可能性がある場合は，TIBに注目する．

## ALARAの原則

　送信出力を下げることは，MIとTIの両方を低下させる．超音波の周波数を上げればMIは下がり，パルス繰返し周波数を下げればTIが下がる．操作者は表示されるMIとTIの値に常に注意し，ALARAの原則に従って超音波診断を行うことが求められている．ALARAとはas low as reasonably achievableの略であり，可能な限り低い超音波エネルギーを用いて，できるだけ短時間で診断情報を得ることを意味する．

安全性　**6章**

## 6-4 電気的安全性

表6-3 ● 人体の電撃反応

| 電撃の種類 | 電流 | 人体反応 |
|---|---|---|
| マクロショック | 1 mA | ビリビリと電流を感じ始める. |
| | 10 mA | 筋肉が勝手に収縮し, 行動の自由を失う. |
| | 100 mA | 体表からの電流で心室細動が発生する. |
| ミクロショック | 0.1 mA | 心臓に直接流れる電流で心室細動が発生する. |

　超音波診断装置は電気機器であり, 多くの場合交流100 Vの商用電源で動作する. したがって装置が故障した状態で不適切に取り扱うと電撃事故が生じる可能性がある. 医療施設において患者を電撃の危険にさらすことは許されない. そこで超音波診断装置をはじめとするME機器には, 一般の電気機器よりも高い安全性を維持することが要求されている.

### 電撃の種類と人体反応

　絶縁されていない商用電源に触ってしまい電撃を受けた経験を持っている人も, 少なからずいるのではないかと思う. このように体表から電流が流れて起こる電撃をマクロショックと呼ぶ. 50 Hzや60 Hzの周波数の交流電源に1秒程度触れたとき, 流れる電流により**表6-3**に示す反応が起きる. 電流を感じ始めるのは1 mA程度からで, これを最小感知電流という. 電流が10 mAを超えると手足の筋肉が勝手に収縮し, つかんでしまった電極を自分の意思で離すことができなくなる. これを離脱限界電流という. 電流が100 mAを超えると心室細動が生じ, 死に至る危険性がある.

　一方, 心臓カテーテルなどから漏れた電流が直接心臓に流れて起こる電撃をミクロショックと呼ぶ. ミクロショックでは0.1 mAという体表では感じないわずかな電流で心室細動が生じる可能性がある. また人体は, 周波数が高くなるほど電撃を感じにくくなる特性がある. 電気メスで大きな電流を流しても電撃を感じないのは, 電気メスが高周波電流を使用しているためである.

129

表6-4 ● 装着部の型別分類と患者漏れ電流の許容値

| 装着部の分類 | 患者漏れ電流（正常状態） | 適用範囲 | 外部からの電流流入保護 | 備考 |
|---|---|---|---|---|
| B型装着部 | 0.1 mA | 体表のみ | 保護なし | 単独使用 |
| BF型装着部 | 0.1 mA | 体表のみ | フローティング | 複数同時使用 |
| CF型装着部 | 0.01 mA | 直接心臓に適用 | フローティング | 心臓直接適用 |

正常状態：故障していない状態.

### 患者漏れ電流

機器の装着部から患者を介して大地に流れる電流を患者漏れ電流という．装着部がどのように人体に適用されるかによって，患者漏れ電流の許容値は異なる．そこで表6-4に示すように，人体表面に適用する装着部と，心臓に直接適用する装着部に分けて基準を定めている．ここでBは人体（body），Cは心臓（cardiac）を意味する．またFはfloatingであり，装着部が商用電源から浮いている（絶縁分離されている）ことを意味する．あるME機器を別の機器と併用する場合には，別の機器から人体を介してME機器に流入する電流を阻止するために，フローティング方式をとらなければならない．

B型装着部は体表にのみ装着する機器で，安全性のグレードは最も低く，患者に1台の機器のみ使用することを想定している．BF型装着部は体表にのみ装着する機器であるが，多数の機器を同時に使用することを想定している．体表用の一般的な超音波プローブはBF型装着部である．CF型装着部は安全性のグレードが最も高く，機器のセンサやリード線を直接心臓に適用できる機器である．B型とBF型の患者漏れ電流の許容値は，マクロショックの最小感知電流の1/10に設定されており，CF型の許容値はミクロショック心室細動誘発値の1/10に設定されている．

### 接地漏れ電流と外装漏れ電流

漏れ電流には，患者漏れ電流の他に，接地漏れ電流と外装漏れ電流があり，これらについても許容値が定められている．図6-5はそれぞれの漏れ電流の意味を示している．接地漏れ電流は，3P電源プラグの接地極から保護接地線に流れる漏れ電流であり，人体に流れ

安全性 6章

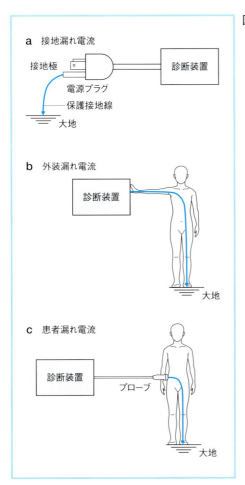

図6-5 ● 漏れ電流の種類

る電流ではなく安全に処理された電流である．外装漏れ電流は，機器の外装（金属部分）に触れた操作者や患者を介して大地に流れる電流で，危険性が生じる可能性がある．患者漏れ電流は先に述べたとおり機器から装着部（プローブ）を介して患者に流れる電流で，これも危険性が生じる可能性がある．**表6-5**は各漏れ電流の許容値である．

表6-5 ● 各漏れ電流の許容値

| 電流の種類 | B型装着部 | | BF型装着部 | | CF型装着部 | |
|---|---|---|---|---|---|---|
| | NC | SFC | NC | SFC | NC | SFC |
| 接地漏れ電流 | 0.5 mA | 1 mA | 0.5 mA | 1 mA | 0.5 mA | 1 mA |
| 外装漏れ電流 | 0.1 mA | 0.5 mA | 0.1 mA | 0.5 mA | 0.1 mA | 0.5 mA |
| 患者漏れ電流 | 0.1 mA | 0.5 mA | 0.1 mA | 0.5 mA | 0.01 mA | 0.05 mA |

NC：正常状態. SFC：単一故障状態.

表6-6 ● ME機器のクラス別分類と保護手段

| クラス分類 | 保護手段 | 追加保護手段 | 備　考 |
|---|---|---|---|
| クラスⅠの ME機器 | 基礎絶縁 | 保護接地 | 電源プラグに医用3Pプラグを使用. 設備側に医用3Pコンセントが必要. |
| クラスⅡの ME機器 | | 補強絶縁 | 絶縁が二重となっており, 設備側は2Pコンセントでもよい. |
| 内部電源 ME機器 | | 内部電源 | 内部に電源(電池)がある. 電源アダプタ等を接続する場合は, クラスⅠ・Ⅱと同等. |

## ME機器における絶縁の考え方

　電撃を防ぐためには, 機器の電源と, 人体が触れる可能性のある機器との間が絶縁されていなければならない. この基本的な手段が基礎絶縁である. ME機器では, 万一, 基礎絶縁が壊れた場合でも安全性が維持できるように, もう一つの安全手段(追加保護手段)を設けることが義務づけられており, その方式により, **表6-6**に示すように分類されている. クラスⅠのME機器は, 保護接地(アース)をつけることで, 万一漏電しても漏れ電流が患者や操作者に流れないように配慮した機器である. 電源プラグには接地極のある医用3Pプラグが用いられ, 設備側には3Pプラグが差し込める医用3Pコンセントが必要となる. 商用電源で動作する一般的な超音波診断装置はクラスⅠのME機器である. クラスⅡのME機器は, 電源部が二重絶縁されているので, 保護接地なしでも安全に使用できる機器である. 電源プラグは一般的な2Pプラグでよく, 接地のない一般家庭等での使用に適している. 内部電源ME機器は, 内蔵した電池で動く

安全性 **6章**

機器で，電気設備には依存せず接地も必要ない．ただし，電池充電のための電源アダプタなどを接続しているときは，クラスⅠまたはクラスⅡの機器として扱う．

　ME機器の電気的安全性は，保護手段を二重に備えることにより成り立っている．すなわち，危険に対する保護手段の一つが故障した単一故障状態であっても，もう一つの手段により安全が確保される．しかし例えば，3Pコンセントのない場所で3P-2P変換アダプタを用いて保護接地なしに電源を接続すると，一つの保護手段を失った状態で機器を使用することになる．これでも機器は動作するが，言わばヘルメットなしでバイクに乗っているのと同じ状況であり，電気的安全性に関する議論は水泡に帰する．万が一にも電撃事故を起こしてはならないことを認識し，適切な環境で装置を使用することが重要である．

## 参考文献

1) 日本超音波医学会（編）：新超音波医学1 医用超音波の基礎，医学書院，東京，2000

2) 超音波便覧編集委員会（編）：超音波便覧，丸善，東京，1999

3) 中村敏明ほか：海洋音響トモグラフィのための長距離伝搬実験．日本音響学会誌 58(4)：244-249，2002

4) 鎌倉友男ほか：超音波の2次現象—波形歪み，音響放射圧，そして音響流—．超音波医学 42(5)：579-587，2015

5) 工藤信樹ほか：超音波の安全性について．超音波医学 35 (6)：623-629，2008

6) 嶺　喜隆ほか：超音波検査の3次元表示—原理と効果—．超音波医学 42(4)：435-444，2015

7) Gail ter Haar：The Safe Use of Ultrasound in Medical Diagnosis, 3rd ed, British Institute of Radiology, London, 2012
http://www.birpublications.org/page/ultrasound（2016年4月閲覧）

8) 日本超音波医学会機器及び安全に関する委員会ほか（編）：超音波診断装置の安全性に関する資料（第3版），2014
https://www.jsum.or.jp/committee/uesc/pdf/safty.pdf（2016年4月閲覧）

9) 日本工業規格：「医用電気機器—第2-37部：医用超音波診断装置及びモニタ機器の基礎安全及び基本性能に関する個別要求事項」，JIS T 0601-2-37：2013
http://kikakurui.com/t0/T0601-2-37-2013-01.html（2016年4月閲覧）

10) 日本生体医工学会ME技術教育委員会（監修）：MEの基礎知識と安全管理（改訂第6版），南江堂，東京，2014

11) 伊東正安ほか：超音波診断装置，コロナ社，東京，2002

12) 甲子乃人：超音波の基礎と装置，四訂版，ベクトル・コア，東京，2013

13) 千原國宏：ME教科書シリーズD-3 超音波，コロナ社，東京，2001

# 索引

## 欧文索引

### A

ALARA 128
Aモード表示 73

### B

BF型装着部 130
B型装着部 130
Bモード表示 74

### C

CFM 112
CF型装着部 130

### D

dB 12
dB/cm·MHz 31
duty比 71

### F

FFT 102

### H

HPRF法 108

### I

$I_M$ 121
$I_{SATA}$ 120

$I_{SATP}$ 120
$I_{SPPA}$ 121
$I_{SPTA}$ 120
$I_{SPTP}$ 120

### M

MI 124
MTIフィルタ 117
Mモード表示 75

### N

N 14

### P

Pa 14
PRF 71
PRT 71
PZT 44

### Q

Qファクター 48

### S

STC 81

### T

TI 124
TIB 125

TIC　125
TIS　125

## W

W/cm$^2$　120

# 和文索引

## あ

圧電効果　45
圧電振動子　44, 51
アポダイゼーション　62

## い

医用3Pプラグ　132
インパルス信号　50

## う

ウォールフィルタ　110

## え

エイリアシング　100, 105
遠距離音場　11
円盤振動子　11

## お

凹面振動子　11
音の強さ　16
折り返し現象　100
音圧　6
音圧透過係数　16
音圧反射係数　16
音圧分布　9
音響開口　58
音響整合層　46, 51
音響的フレームレート　55, 80

音響特性インピーダンス　13
音響放射圧　41
音響レンズ　51, 59
音速　3
音速分布　30
温度上昇　123
音場　8

## か

開口幅　64
回折　20
外装漏れ電流　130
拡散減衰　19
角周波数　94
重ね合わせの理　40
ガス　28
画素　86
カラーフローマッピング　112
患者漏れ電流　130
干渉　19, 34

## き

機械的作用　122
逆圧電効果　45
キャビテーション　122
吸収減衰　19
球面波　8
共振周波数　45
距離分解能　58, 70

索引

近距離音場　11

## く

空間的パルス長　71
空間ピーク　120
空間分解能　58, 70
空間平均　120
屈折角　17
クラッタ　116
グレースケール　83
グレーティングローブ　62, 65

## け

ゲイン　81, 83
ゲート　95
減衰　19, 31
減衰係数　31
減衰量　31

## こ

高速フーリエ変換　102
高調波成分　39
後方散乱波　18
固有音響インピーダンス　13
コントラストエコー法　40
コントラスト剤　39
コントラストハーモニックイメージング　40
コンベックス走査　79

## さ

最大観測深度　80, 99
サイドローブ　11, 62
三次元表示　76
参照信号　90
散乱　18

散乱減衰　19

## し

時間平均　121
自己相関法　113
時分割処理　75
脂肪　28
周期　6
周波数　5, 6
周波数依存減衰　31
受信ビームフォーミング　56
焦点　53, 56

## す

スキャンコンバータ　86
スネルの法則　17
スペクトル　33
スペクトル表示　103
スペックルパターン　34
スライス方向分解能　58

## せ

生体軟組織　28
セクタ走査　79
セクタ電子走査　61
接地漏れ電流　130
線形　40
全反射　18

## そ

走査　52, 74
送信ビームフォーミング　53
組織性状診断　29

## た

帯域幅　48

137

対数圧縮　83
体積弾性率　3
ダイナミックフォーカス　57
ダイナミックレンジ　72, 83
多段集束法　53, 80
縦波　4
短軸　58
ダンパーフェルト　46

## ち

中心周波数　47, 72
超音波顕微鏡　29, 76
超音波造影剤　39
超音波の強さ　120
超音波プローブ　44
長軸　58
直交検波　92

## て

ティッシュハーモニックイメージ
　ング　39
点音源　8
電気音響変換器　44
電撃　129
電子集束　53
電子走査　51
伝搬距離　68
伝搬時間　68

## と

透過波　15
ドプラゲイン　110
ドプラ効果　21
ドプラ信号　92
ドプラ速度　22, 98
ドプラ偏移周波数　24, 90, 97, 98

## に

入射角　17
入射波　15
ニュートン　14

## ね

熱的作用　122

## は

バースト波　26, 72
パスカル　14
波長　6
バッキング材　45, 51
波面　6, 8
パルス　71
パルスエコー法　68
パルス繰返し周期　71
パルス繰返し周波数　71
パルス超音波　31
パルスドプラ信号　95
パルスドプラ法　95
パルス波　24, 26
パルス幅　71
反射角　17
反射波　15

## ひ

微小気泡　39
非線形　40
非線形現象　38
比帯域　48
非熱的作用　122
表示モード　73
標本化　98, 99, 100
標本化周波数　97, 99, 101

索引

標本化定理　98, 99
標本点　98, 99, 100

## ふ

フーリエ変換　33, 102
複素ドプラ信号　94
フラウンホーファーゾーン　11
フレームレート　80
フレネルゾーン　11

## へ

平面波　8
ベースラインシフト　106

## ほ

ホイヘンスの原理　9
方位分解能　58, 71
骨　28

## ま

マイクロバブル　39
マクロショック　129

## み

ミクロショック　129
ミラーイメージ　110

## め

メインローブ　11

## や

山びこ　68

## よ

横波　5

## ら

ラジアル走査　79

## り

リニアアレイプローブ　51
リニア走査　78
リミッタ　49
粒子速度　4, 16
臨界角　18

## れ

レイリー散乱　18
レイリー分布　36
レンジゲート　95
連続波　26
連続波ドプラ法　90

## ●著者紹介

# 田中　直彦（たなか　なおひこ）

〈略歴〉
1988年　芝浦工業大学工学部卒業
1993年　東京工業大学大学院博士課程電子システム専攻修
　　　　了，博士（工学）
同　年　芝浦工業大学システム理工学部電子情報システム
　　　　学科　助手
2009年　芝浦工業大学システム理工学部電子情報システム
　　　　学科　教授，現在に至る

主として超音波ドプラ法および超音波顕微鏡のための信号
処理の研究に従事．日本超音波医学会超音波検査士制度委
員会委員，日本音響学会・電子情報通信学会会員．

検印省略

---

## よくわかる！超音波検査に必要な「基礎」
医用超音波工学入門

## 定価（本体 3,000円＋税）

---

2016年 5 月14日　第1版　第1刷発行

著　者　田中 直彦（たなか なおひこ）

発行者　浅井 麻紀

発行所　株式会社 文光堂
　　　　〒113-0033　東京都文京区本郷7-2-7
　　　　TEL　(03)3813-5478 (営業)
　　　　　　　(03)3813-5411 (編集)

© 田中直彦, 2016　　　　　　　　　印刷・製本：公和図書

乱丁，落丁の際はお取り替えいたします．

## ISBN978-4-8306-3749-0　　　　Printed in Japan

- ・本書の複製権，翻訳権・翻案権，上映権，譲渡権，公衆送信権（送信可能化権を含む），二次的著作物の利用に関する原著作者の権利は，株式会社文光堂が保有します．
- ・本書を無断で複製する行為（コピー，スキャン，デジタルデータ化など）は，私的使用のための複製など著作権法上の限られた例外を除き禁じられています．大学，病院，企業などにおいて，業務上使用する目的で上記の行為を行うことは，使用範囲が内部に限られるものであっても私的使用には該当せず，違法です．また私的使用に該当する場合であっても，代行業者等の第三者に依頼して上記の行為を行うことは違法となります．
- ・ JCOPY 〈出版者著作権管理機構 委託出版物〉
　本書を複製される場合は，そのつど事前に出版者著作権管理機構（電話 03-3513-6969，FAX 03-3513-6979，e-mail：info@jcopy.or.jp）の許諾を得てください．

# ✅ 数式チェックリスト

## ●音波のパラメータ

☐ 音速 [m/s]     $c = \sqrt{\dfrac{K}{\rho}}$     $K$：媒質の体積弾性率 [N/m²]
                                             $\rho$：媒質の密度 [kg/m³]

☐ 波長 [m]      $\lambda = \dfrac{c}{f}$

☐ 周波数 [Hz]     $f = \dfrac{1}{T}$           $T$：周期 [s]

☐ 角周波数 [rad/s]    $\omega = 2\pi f$

## ●反射・透過・減衰

☐ 音響特性インピーダンス [N·s/m³]    $Z = \rho c$     $\rho$：媒質の密度 [kg/m³]
                                                                                     $c$：音速 [m/s]

☐ 音圧反射係数     $R_P = \dfrac{Z_2 - Z_1}{Z_2 + Z_1}$

☐ スネルの法則     $\theta_i = \theta_r$             $\theta_i$：入射角
                          $\dfrac{\sin\theta_i}{c_1} = \dfrac{\sin\theta_t}{c_2}$     $\theta_r$：反射角
                                                                      $\theta_t$：屈折角

☐ 周波数依存減衰    $A_{TT} = a_0 \cdot L \cdot f$     $A_{TT}$：減衰量 [dB]
                                                                      $a_0$：減衰係数 [dB/cm·MHz]
                                                                      $L$：伝搬距離 [cm]
                                                                      $f$：周波数 [MHz]

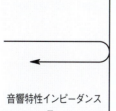 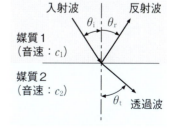

## ●プローブと観測

□ 比帯域 $= \dfrac{f_{\mathrm{H}} - f_{\mathrm{L}}}{f_{\mathrm{C}}}$

$f_{\mathrm{H}}$：6 dB 低下する上側の周波数 [Hz]
$f_{\mathrm{L}}$：6 dB 低下する下側の周波数 [Hz]
$f_{\mathrm{C}}$：中心周波数 [Hz]

□ 伝搬時間 $\quad t_{\mathrm{pd}} = \dfrac{2L}{c}$

$L$：反射体までの距離 [m]
$c$：音速 [m/s]

□ 断層画像生成にかかる時間

$$T_{\mathrm{MF}} = \dfrac{2L_{\max} k m}{c}$$

$T_{\mathrm{MF}}$：1枚の画像生成にかかる時間 [s]
$L_{\max}$：最大観測深度 [m]
$k$：1枚の画像生成に用いる超音波ビームの数
$m$：1方向への送信回数
$c$：音速 [m/s]

□ フレームレート $\quad FR = \dfrac{1}{T_{\mathrm{MF}}}$

$FR$：フレームレート [fps]
$T_{\mathrm{MF}}$：1枚の画像生成にかかる時間 [s]

## ●ドプラ法

□ ドプラ偏移周波数

$$f_{\mathrm{d}} = \dfrac{2v_{\mathrm{d}}}{c} \cdot f_0 = \dfrac{2v \cdot \cos\theta}{c} \cdot f_0$$

$v_{\mathrm{d}}$：ドプラ速度 [m/s]
$f_0$：送信周波数 [Hz]
$c$：音速 [m/s]
$v$：反射体速度 [m/s]
$\theta$：超音波ビームと反射体移動方向のなす角

□ エイリアシングの生じないドプラ偏移周波数の条件

$$|f_{\mathrm{d}}| < \dfrac{1}{2PRT}$$

$PRT$：パルス繰返し周期 [s]

□ エイリアシングの生じないドプラ速度の条件

$$|v_{\mathrm{d}}| < \dfrac{c}{4f_{\mathrm{C}}PRT}$$

$f_{\mathrm{C}}$：送信パルスの中心周波数 [Hz]

## ●安全性

□ $\mathrm{MI} = \dfrac{P_{\mathrm{r}}}{\sqrt{f_0}}$

MI：mechanical index
$P_{\mathrm{r}}$：最大負音圧 [MPa]
$f_0$：送信周波数 [MHz]

□ $\mathrm{TI} = \dfrac{W_0}{W_{\mathrm{deg}}}$

TI：thermal index
$W_0$：超音波出力 [W]
$W_{\mathrm{deg}}$：温度を1℃上げるのに必要な超音波出力 [W]